KB233365

의료서비스 분배의 형평성

의료서비스 분배의 형평성

장 동 민

KSI 한국학술정보[주]

머리말

보건의료는 전통적으로 개인의 책임이 강조되어 온 영역이었으나, 현대 복지국가에서 건강권을 모든 국민들이 사회경제적 지위와 관계없이 보장받아야 할 권리의 하나로 간주하면서 의료서비스 분배의 형평성이 중요한 정책과제로 부각되었다.

의료서비스 분배의 형평성에 관한 논의는 필요에 따른 분배원칙을 중시하는 평등주의적 정의관에서 시장기구의 기능을 극대화하는 자유주의적 정의관에 이르기까지 다양한 스펙트럼에 근거하여 전개되어 왔으나, 보건의료의 일반적인 특성상 사회정의에 입각한 공정개입을 통해 형평한 분배를 달성해야 한다는 평등주의적 입장이 주류를 이루고 있는 추세이다.

현재 전 세계적으로 많은 국가에서는 의료이용의 불평등 현상을 해소하기 위해 사회구성원은 누구를 막론하고 자기가 속한 계층과 관계없이 필요할 때 적절한 의료서비스를 이용할 수 있도록 각종 제도적 장치를 마련하여 시행하고 있다.

우리나라의 경우도 예외가 아니어서 1977년에 강제형 의료보험제도를 도입한 이후 지속적인 개혁과정을 통해 의료이용의 장애요인을 제거하는 데 역점을 둠으로써 사회계층 간 의료서비스 분배의 형평성을 달성하기 위해 많은 노력을 기울여 왔다.

건강보험제도와 같은 보건정책의 시행이 계층 간 의료이용의 차이를 완화시키는 데 어느 정도 기여하는 것으로 입증되었으나, 한편으로 형평성의 복합적인 개념과 광범위한 평가 영역을 고려할 때 기존의 단편적인 분석의 한계와 제한점이 지속적으로 제기되면서 정교한 방법론을 토대로 한 포괄적인 새로운 시각의 접근이 요구되었다.

이러한 문제의식하에 본 연구는 필자의 서울대학교 박사학위논문으로 보건의료 분야에서 형평성 연구가 미미했던 비교적 초창기에 우리나라에 존재하는 보건의료의 불평등 실태를 체계적으로 파악할 필요성에서 수행한 것이다. 여러 가지 제한적인 여건하에서도 부족하지만 기존의 형평성 연구가 갖고 있던 문제점들을 개선하기 위해 나름대로 상당한 고심을 기울였음을 밝혀두고자 한다.

이후에도 부족한 부분을 보완하기 위해 꾸준한 관심을 가지고 틈나는 대로 이 주제에 관한 연구를 수행하였으나 필자의 능력부족으로 커다란 진척을 보이지 못하고 있음을 부끄럽게 생각하고 있다.

그러던 차에 한국학술정보(주)에서 이 연구를 책으로 출간하자는 제안을 해서 많은 고민 끝에 일부 내용과 편제를 수정하여 발간하는 것을 수락하였다. 디지털 정보환경에 적합한 서적 및 전자도서 형태의 단행본을 만들어 관련 연구자들이 손쉽게 이용할 수 있도록 한다는 취지가 부족한 책을 세상에 내놓는 부끄러움을 다소나마 덜어 주었음을 고백한다. 앞으로 이 주제에 관한 체계적이고 내실 있는 연구서를 내놓기로 약속하는 것으로써 사죄의 마음을 대신하고자 한다. 끝으로 출판을 맡아주신 한국학술정보(주)와 박주선님의 노고에 깊은 감사를 드린다.

2006년 7월
장 동 민

그림 목차

제1장 서 론

제1절 연구의 배경 및 필요성

보건의료서비스가 기본적인 권리의 하나로 간주되면서 사회정의 차원에서 보건의료수혜의 불평등 현상을 시정하고 분배의 형평성을 달성하는 것이 현대복지국가의 중요한 정책이념이 되고 있다. 예컨대 의료서비스 분배의 형평성에 대한 논의는 시장기구의 기능을 극대화하는 자유주의적 정의관과 필요에 따른 분배원칙을 중시하는 평능수의적 정의관에 기조하여 전개되어 왔으나, 대다수 국가의 정책목표에서 보건의료의 특성상 시장기구에 맡기기보다 사회정의에 입각한 공정개입을 통해 형평한 분배를 이루어야 한다는 평등주의적 입장이 훨씬 설득력을 얻고 있는 추세이다 (Patrick et al., 1988; Davis, 1991; Wagstaff and Van Doorslear, 1993). 이에 따라 각 국가에서는 역사적 배경과 여건에 맞추어 사회구성원은 누구를 막론하고 자기가 속한 계층에 관계없이 필요할 때 적절한 의료서비스를 이용할 수 있도록 각종 제도적 장치를 마련하여 시행하고 있다.

우리나라의 경우도 예외가 아니며 강제형 사회보험의 형태로 출발하여 전 국민을 대상으로 한 의료보험제도가 정착된 지 햇수로 18년이 경과하였다. 그동안 국민들의 총량적인 의료이용 측면에서는 괄목할 만한 증가를 나타냈는데,[1] 이는 의료보험의 목적 가운데 하나가 의료접근성에 대한 경제적 장애요인을 제거함으로써 필요에 따른 균등한 접근기회를 보장하는 것임에 비추어 당연한 귀결로 볼 수 있다. 특히 취약계층의 의

---

1) 의료보험적용자의 연평균 1인당 의료이용량은 외래내원일수의 경우 '77년 0.7회에서 '94년 말 현재 8.0회로 약 11배, 재원일수는 0.1일에서 0.7일로 7배 급증하였다(의료보험연합회, 해당년도 의료보험통계연보).

료이용을 상대적으로 증가시켜 의료보험제도가 계층 간 의료이용의 차이를 완화시키는 데 기여한다는 사실은 국내외의 많은 연구에서 입증되었다(Enterline et al., 1973; Kleinman et al., 1981; Kasper, 1986; Rosenbach, 1989; 송건용 등, 1988; 박경숙·박능후, 1990).

그러나 단순히 의료서비스의 이용량이 증가했다고 해서 분배의 형평성이 성취된 것으로 판단하기에는 많은 무리가 따른다. 실제 전 국민의료보험이 시행되고 있는 현 시점에서도 소득계층별 의료필요충족도에 격차가 존재한다는 국내의 연구결과를 비롯하여(배상수, 1992; 한국보건사회연구원, 1993; 김석범·강복수, 1994), 보건의료의 불평등에 관한 고찰을 통해 모든 국가에서 불평등이 상존하고 있고(Feinstein, 1993; Wagstaff and Van Doorslear, 1993), 심지어는 불평등의 정도가 계속 확대되고 있다는 국외의 보고(Carr-Hill, 1988)로 미루어 이에 대한 새로운 시각의 접근이 필요함을 알 수 있다. 특히 의료보험제도의 운영상 급여범위와 수준의 제한으로 과다한 본인부담금이 존재하고 특히 민간부문이 의료공급체계를 주도하고 있는 우리나라의 현실에 비추어 볼 때 불평등 실태는 생각보다 훨씬 심각할 것으로 예상된다.

한편, 형평성의 영역이 매우 광범위한 점을 고려할 때 기존의 단편적인 분석으로는 제한적인 결론을 도출할 수밖에 없으며 정교한 방법론을 토대로 포괄적이고 단계적인 분석을 수행할 것이 요구된다. 즉 분배적 형평성의 정의는 가치판단과 입장의 차이에 따라 다양한 견해가 존재하므로 먼저 규범적 차원에서의 논의를 통해 한국사회에 적합한 실질적 기준으로 재규정하는 조작적 과정을 거친 다음 이에 의거 보건의료의 불평등 실태를 실증적으로 평가하는 수순을 밟아야 하나 그동안 이러한 절차에 대해 거의 관심을 기울이지 않은 것이 사실이다.

보건의료부문에서 형평성의 평가영역은 과정과 결과영역으로 구분할 수 있고 과정에서의 형평성은 의료재정과 의료전달부문으로 세분화되며 결과의 형평성은 건강의 평등이 된다. 일반적으로 의료서비스 분배의 형평성이 추구하는 궁극적 목표가 건강의 평등을 의미한다는 점에 대해서는 의견이 일치하고 있다(Mooney, 1992; Wagstaff and Van Doorslaer, 1993; Culyer et al, 1993). 즉 건강수준의 불평등은 그 자체로서 중요할 뿐만 아니라 보건의료의 공정한 배분을 결정하는 이론적 기반이 된다는 점에서 관심의 대상이 되지만, 한편으로 건강에 대한 보편적인 정의가 어렵고 이를 결정하는 요인들이 다양하기 때문에 현실적인 기준으로 문제가 많다.

그리하여, 형평성에 대한 실질적 정의는 필요에 따른 의료서비스의 분배문제에 초점을 맞추게 되는데[2] 평등주의적 입장에서 동등한 필요에 따른 동등한 접근성 또는 의료이용 보장이 형평성의 원칙으로 선호되고 있으나 접근성과 의료이용 가운데 어느 것이 형평성의 기준이 되어야 할 것인지에 대해서도 논란의 여지가 많으므로 이에 대한 체계적인 검토가 필요하다.

다음으로, 선정된 형평성의 원칙에 기초해서 현실의 불평등 실태를 진단하고 측정하는 것이 중요한 과제가 된다. 보건의료의 불평등 현상을 분석하는 데 있어 사회계층은 중요한 이론적 개념으로서 복잡다단한 불평등 실태를 일목요연하게 설명하고 이해할 수 있게 해주는 분석도구로 유용한 의미를 지닌다(Liberatos et al., 1988; Krieger and Fee, 1994). 그러나 사회계층의 측정은 용이하지 않은 문제로서 대부분의 일반가구조사에서 별다른 개념의 정립 없이 분석을 전개하고 있으며 불완전한 측정 방법을 사용하고 있는 실정이다(Wagstaff et al., 1991a; 박경숙·박능후,

---

2) 의료서비스 분배의 형평성은 재정과 이용 측면에서 모두 이루어지는 것이 바람직하나 전자는 후자의 필요조건으로 궁극적인 지향점은 의료서비스의 이용을 통한 건강의 평등에 있고 지불능력은 필요와 상관성이 높기 때문에 형평성의 평가 시 필요에 따른 의료이용에 초점을 맞추고 있다(Wagstaff and Van Doorslaer, 1993). 여기서 필요기준은 현실적인 자원의 제약조건을 감안할 때 부작용을 최소화하면서 분배의 형평성을 보장할 수 있는 사회적 조건을 의미하며 형평의 대상이 되는 집단의 측정 시 중요한 기준이 된다.

1990; 배상수, 1992; 김석범·강복수, 1994). 따라서 불평등 실태를 정확하게 파악하고 올바른 해결방안을 모색하기 위해서는 이론적 고찰을 토대로 구체적인 개념정립을 통해 불평등 요인을 조작화하는 과정이 선행되어야 하며 이를 기초로 실증적 차원에서 불평등의 핵심 변수들을 정교하게 측정할 것이 요구된다.

한편, 형평성의 다차원적 특성을 감안할 때 의료서비스 분배의 불평등을 측정하는 수단으로 다양한 분석방법을 병행하는 것이 바람직하지만 기존의 연구에서는 특정 지표에 국한된 부분적인 측면의 분석에 그치고 있다. 가장 기본적인 방법은 계층별로 의료필요에 비례하여 의료이용이 충족된 상태를 평가하는 것으로서 전통적인 의료이용 산출지표보다는 필요의 차이가 반영된 측정지표를 사용하는 것이 바람직하며 의료필요충족도가 계층 간 차이 없이 균등할 때 형평이 실현되었다고 볼 수 있다(Aday et al., 1980; Davis, 1991). 이러한 계층별 차이에 대한 기술분석은 불평등의 양상에 초점을 맞춘 접근방법으로서 단순하고 간편하기 때문에 대다수의 연구에서 선호하고 있는 추세이다(Townsend and Davidson, 1982; Whitehead, 1988; Fox, 1989; Feinstein, 1993; 배상수, 1993; Krieger and Fee, 1994).

또한, 불평등의 핵심적 토대인 소득변수를 기준으로 보건의료의 분배상태와 어느 계층에 유리한지를 판단할 수 있게 해주는 불평등도 측정지수가 있고(Le Grand, 1978; Wagstaff et al., 1991a), 여타 변수를 통제한 상태에서 의료이용의 차이에 영향을 미치는 결정요인을 파악하기 위한 다변량회귀분석이 제안되고 있다(Davis, 1991; Birch et al., 1993; 송건용 등, 1993).

그러나 현재까지의 국내 연구동향을 보면 일부 연구를 제외하고 전통적인 의료이용 산출지표에 국한해서 분석을 전개하고 있으며 이 또한 불평등의 특정변수와 연계시켜 결론을 도출하고 있어 결과해석의 타당성에 제한점을 노정하고 있다.[3] 더불어 다양한 의료필요와 이용지표 가운데 불평등 현실을 적절하게 설명해 줄 수 있는 엄밀한 의미의 측정지표에 대한 실증적 검토가 부족하며, 특히 의료이용의 차이를 설명하는 다변량분석방법에 있어 기존의 접근은 자가선택성 편의(self-selectivity bias)의 문제를 해결하지 못하는 단점이 있어 이단계회귀분석(two-stage estimation)을 비롯한 적절한 대안의 모색이 요구된다.

나아가 이들 접근방법은 각기 제한적인 측면만을 보여준다는 점이 문제로 지적되는데 형평성의 광범위한 영역을 고려할 때 이는 당연한 귀결로 간주된다. 따라서 의료서비스 분배의 형평성에 대한 실질적 정의에 입각하여 포괄적이고 단계적으로 접근할 수 있는 연구모형의 설계가 방법론상의 과제라 할 수 있다.

이에 본 연구는 전 국민의료보험제도가 시행되고 있는 현 시점에서 의료서비스 분배의 형평성에 대한 다각적 논의를 통해 한국사회가 지향해야 할 최적의 원칙을 모색하는 한편, 실증적 차원에서 기존의 방법론적 접근을 개선, 확대하여 우리나라에 존재하는 보건의료의 불평등 실태를 체계적으로 파악할 필요성에서 수행되었다.

제2절 연구의 목적

본 연구의 목적은 의료서비스 분배의 형평성에 관한 문헌고찰을 통해 한국사회에 적합한 형평성의 실질적 정의와 측정방법을 검토한 다음, 이를 바탕으로 현실에 존재하는 불평등 실태를 실증적으로 분석함으로써

---

3) 상병의 이환여부 또는 본인평가건강상태 등으로 측정되는 의료필요는 소득을 비롯한 사회경제적 지위와 상관관계가 높기 때문에 각 계층별 의료이용량의 단순비교를 통해 의료서비스 분배의 형평성을 평가하는 것은 한계가 많다는 인식에서 의료필요와 직접 연계된 이용지표를 개발할 필요성이 제기되었다(Aday and Andersen, 1975; Wagstaff and Doorslaser, 1993).

형평성 제고를 위한 정책적 함의를 도출하는 데 있다. 구체적인 연구목적은 다음과 같다.

첫째, 규범적 측면에서 사회정의론과의 연계하에 의료서비스 분배에 관한 주요 이론을 고찰하고 한국사회가 지향해야 할 형평성의 원칙을 제시한다.

둘째, 전 국민의료보험제도가 시행되고 있는 현 시점에서 의료서비스의 분배가 사회계층 간 차이 없이 형평하게 이루어지고 있는지를 분석한다. 이를 위해 의료보험 피보험자를 대상으로 의료필요 및 이용에 관한 설문조사를 실시한 후 불평등의 핵심적 토대인 주요 사회경제적 계층변수에 따른 건강수준 및 의료이용의 불평등 실태를 체계적으로 파악한다. 특히 의료이용의 차이에 영향을 미치는 주요 결정요인이 의료필요 및 성, 연령 등의 인구학적 변수보다는 사회경제적 변수에 입각하여 이루어지고 있는지를 평가하는 데 주안점을 둔다.

셋째, 상기의 분석결과를 기초로 향후 의료서비스 분배의 형평성을 제고시키는 데 필요한 정책과제를 도출한다.

제2장 이론적 배경

제1절 개념의 정립

1. 사회정의와 보건의료의 분배

현대에 이르러 모든 국민들이 개인의 사회경제적 지위와 관계없이 필요할 때 의료서비스에 대한 동등한 접근성과 양질의 진료를 보장받을 지격을 포괄하는 보건의료권이 하나의 권리로 등장함에 따라 보건의료를 분배적 정의와 연관시켜 고찰할 필요성이 제기되었다. 각 국가에서는 독자적 상황에 근거한 철학적 입장의 차이에 따라 보건의료권을 다양하게 규정하고 주어진 가치체계와 자원의 한계 내에서 사회정의를 극대화시키는 방향으로 노력하고 있으나 우리나라의 경우 그동안 이에 대한 규범적, 실증적 차원의 논의가 매우 미약한 실정이다.

보건의료의 분배문제를 사회정의와 연계시켜 검토할 이론적 근거를 제시하면 다음과 같다(Garrett et al., 1993; 배상수, 1990). 첫째, 전통적인 의료윤리는 개인적 차원에 중점을 두었으나 현대에 이르러 의료의 사회적 성격이 강조되고 이를 공공재로 보는 견해가 커짐에 따라 보건의료 부문에서도 사회적 윤리에 대한 관심이 고조되어 왔으며 특히 배분적 정의에 기초한 제도적 윤리가 핵심 과제로 등장하게 되었다.

둘째, 자원의 유한성에 비해 효과와 안전이 입증되지 않은 의료기술의 범람 및 이로 인한 의료비의 급증 등으로 의료자원의 효율적 이용과 분배기전에 대한 사회적 관심이 점증하고 있는 실정이다. 따라서 현대의 의료기술이 가지는 부정적 영향을 통제하고 이의 편익을 균등배분하기 위한 분배기전의 확립이 중요한 과제로 부각되고 있다.

셋째, 그동안 의료서비스의 분배를 결정해 온 대표적 이론은 순편익극대화 분석을 비롯한 경제학적 모형이 주류를 이루어왔으나 자원의 공정배분 측면에서 많은 비판이 제기되었고 이에 따라 실제 배분과정에서의 형평성을 보장하기 위한 분배적 정의론의 정립이 절실히 요구되고 있는 상황이다.

전통적으로 사회정치적 맥락에서 분배의 형평성을 논의하는 사회정의론은 자유주의, 평등주의, 공리주의 및 롤즈의 사회정의론 등 네 가지로 대별할 수 있다.4) 이 가운데 보건의료부문에서는 시장정의에 입각한 자유주의적 정의관과 사회정의에 기초한 평등주의적 정의관이 주축을 이루고 있으며 각 국가의 보건의료정책의 형평성 목표는 이들을 양축으로 한 연속선상의 어느 한점에 위치하고 있는 것으로 평가된다(Anderson, 1989).

보건의료와의 맥락하에 이들 정의론을 개관하면 다음과 같다. 먼저 자유주의적 정의관에 기초한 보건의료의 분배목표는 모든 사람들이 기본적인 최소수준의 의료서비스만을 보장받는 선에 국한시킬 것을 강조한다. 즉 의료서비스에 대한 접근성을 사회의 보상체계의 일부로 간주하고 저소득계층의 환자들이 적절하게 치료 받을 수 있는 조건을 구비한다는 전제하에, 사람들이 원할 경우 소득과 부를 이용해서 필요한 의료서비스를 자유롭게 구매할 수 있도록 하는 데 초점을 맞추는 것이다(Maynard and Williams, 1984). 따라서 자유주의적 가치는 민간의료부문이 우세한 국가의 정책목표에 주로 반영되어 있으며 여기서 보건의료의 분배기준은 개인의 지불의사 및 능력이 되므로 정부의 개입은 저소득층에 대한 최소한도의 진료기전을 보장하는 수준에서 그친다.

---

4) 이들 제 이론의 자세한 논의는 이준구(1993), 변형윤 · 이정전(1994), 보건의료의 분배적 원칙과 관련된 구체적인 내용은 Veatch(1981), 배상수(1990) 및 Garrett et al.(1993)을 참조할 것.

이에 비해 평등주의적 정의관은 궁극적으로 건강의 평등을 지향하지만 실질적 차원에서는 보건의료에 대한 접근성을 개인의 권리로 간주하고 소득 및 부가 아닌 필요에 의해 의료서비스를 배분하는 '필요에 따른 분배'(distribution according to need) 원칙을 형평성의 기준으로 채택하며 주로 영국과 같은 국가보건서비스제도(NHS)에서 구현되고 있다(Van Doorslaer and Wagstaff, 1992).[5]

한편, 최대다수의 최대행복을 추구하는 공리주의적 정의론은 사회의 총체적 후생을 극대화하는 데 초점을 두는 이론으로서 보건의료자원의 배분원칙으로 비용편익분석 또는 비용효과분석을 이용할 것을 주장한다. 공리주의는 공익(public interests)을 위한 효율적 관리를 중시하고 합리적 통제자로서 국가의 역할을 인정한다는 점에서 가치가 있으나, 한편으로 총효용의 개인 간 분배에 대해서는 무관심으로 일관하고 특히 개인의 권리를 인정하지 않는다는 점에서 보건의료의 분배적 정의론으로 채택하기에 치명적인 결함을 지니고 있다(배상수, 1990).

마지막으로 Rawls는 두 가지 사회정의 원칙의 제안을 통해 전통적인 세 가지 정의론의 요소를 모두 포괄하면서 자유주의와 평등주의적 정의관의 양극단을 지양하고자 하였다. Rawls가 제시한 첫 번째 원칙은 평등의 원칙으로서 모든 사람이 다른 사람들의 자유와 양립할 수 있는 한도 내에서 최대한의 자유에 대해 동등한 권리를 가져야 한다는 것이다. 두 번째 원칙은 차등의 원칙으로서 사회적·경제적 불평등은 최소수혜자에게 최대이익이 되지 않는다면 불공정하며, 또한 모든 사람에게 기회가 개방된 직위와 직책과 결부되어서만 불평등이 존재해야 한다고 본다(이준구, 1993). 이 가운데 후자가 보건의료 분야에 적용할 수 있는 이론적

---

5) 평등한 분배가 의미하는 개념을 모든 사람이 최소한의 수준에 대해 동등한 권리를 갖는 것 내지는 모든 사람에게 동등한 기회를 보장하는 것으로 해석함으로써 극단적인 평등개념이 갖는 문제점을 지양하려는 입장이 설득력을 얻고 있다(Brown, 1978).

기반으로 중요시 되고 있으며 최소극대화의 원칙(maximin principle)과 결부되어 Rawls의 분배적 정의관의 핵심이 되고 있다. Rawls의 정의론은 의료서비스 분배의 기준으로 필요기준을 선호하고 적극적 권리로서의 건강권과 국가의 역할을 인정한다는 점에서 복지국가적 개입을 정당화할 수 있는 분배원칙으로 간주되고 있으나, 한편으로 최소수혜자의 선정과 분배정책이 이들에 미친 영향을 평가할 수 있는 명확한 판단기준의 제시가 용이하지 않다는 점 등이 현실적인 문제로 지적된다(Garrett et al., 1993).

2. 분배의 형평성(equity) 및 불평등(inequality) 개념

분배적 정의에서 다루고 있는 정의로운 분배는 형식적 차원에서 옳고 그름의 선험적 논리에 근거하고 있는 데 비해 이를 실질적 정의(operational definition)로 환원시킨 것이 형평한 분배라고 할 수 있다. 즉 형평성은 분배상의 정의를 구현하기 위한 의료서비스 분배의 평가기준의 하나로서 선호하는 정의론을 전제하고 현실적 영역에서 대상물이 얼마나 고르게 분배되어 있느냐와 누가 얼마나 많은 분배를 받고 있느냐에 관심을 갖는 것이다(이준구, 1993).

분배적 정의의 기준은 관점에 따라 다양하나 보편적으로 평등(equality), 공적(desert) 및 필요(need)를 들 수 있으며 정의론에서 명시적, 암묵적인 서비스의 분배기준으로 채택되고 있다. 여기서 평등기준은 규범적 차원에서 무조건적 평등과 조건부적 기회의 평등을 강조하는 데 비해, 공적기준의 경우 분배의 결정요인으로 개인의 도덕적 가치(merit)를 중시한다. 필요기준은 개념의 상대성, 주관성 및 다차원적 특성으로 인해 실질적 정의가 어려운 제한점을 가지고 있으나 복지국가의 분배개념으로 중요한 의의를 내포하고 있다. 특히 필요기준은 복지수준의 평등화를 성취하기 위해 필요의 차이에 따른 차등적 배분을 정당화 한다는 점에서 평등기준보다 인도주의적이다(Daniels, 1981; Aday and Andersen, 1981).

이에 따라 형평의 규범적 정의는 서비스 배분상의 균등분배(even distribution)를 의미하는 평등과 달리, 필요에 대응하여 배분되는 공정분배(fair distribution)로 규정할 수 있으며 주관적 인식이나 느낌이 중시되고 정도의 차이를 인정하는 개념으로 볼 수 있다.[6] 예컨대 평등은 동등한 분배(equal shares) 또는 절대적 평등(absolute equality)을 지향하는데 비해 형평은 공정한 분배(fair or just shares) 또는 비례적 평등(proportionate equality)을 추구한다는 점에서 차이가 있는 것이다(Mhatre and Deber, 1992; Brown, 1978).[7]

한편, 불평등(inequality)의 경우 관점에 따라서 절대적 의미의 불균등(unequal) 또는 상대적 의미의 불공정(unfair)을 나타내는 용어로 엄밀한 개념의 구분 없이 교호적으로 사용되는 경향이나 의료서비스와 같은 재화를 대상으로 한 분배의 논의 시 주로 후자의 시각에 입각해서 형평성(equity)의 반대개념인 비형평성(inequity)과 같은 의미로 사용하는 것이 타당하다고 볼 수 있어, 본 연구에서도 이러한 입장을 취하기로 한다.[8]

---

6) 균등분배는 현실적인 필요의 차이를 감안하지 않고 물리적으로 균일하게 분배하는 것이고 공정분배는 몫의 크기가 필요와 연관되는 것을 의미하는데, 균등한 분배라 할지라도 개인의 필요와 무관한 기준에 의존하였다면 이미 공정함을 잃은 것으로 평가되므로 균등분배가 반드시 공정분배를 실현한다고 보기 어렵다(문창진, 1988). 물론 여기서 필요를 어떻게 정의하느냐가 분배의 정의와 관련해서 매우 중요한 관건이 된다.

7) 형평과 평등은 혼용되기도 하지만 본질적으로 상이한 함의를 내포하고 있는 개념이다. 기본적으로 평등은 사실적 차원에 기초하고 형평은 개인의 주관적 평가에 따른 윤리적 판단에 근거하므로 평등한 분배가 형평한 분배의 바탕을 이룰 수는 있어도 평등 분배가 곧 형평 분배를 의미하는 것은 아니다. 그러나 형평이 궁극적으로 평등을 지향하고 있다는 점에서 포괄적 의미의 평등을 절대적 평등과 상대적 평등으로 구분한 뒤 후자를 형평과 동일한 개념으로 간주하기도 하는데 개념의 구분을 위해서는 조작적 과정에서 정의를 명확히 내리는 것이 중요하다.

8) 보건의료의 분배적 측면에서 형평성의 목표는 건강의 불평등을 제거하고

3. 보건의료의 불평등과 사회계층

사회의 불평등 구조를 의미하는 사회계층의 개념정립은 보건의료의 불평등 문제를 인식하고 이의 올바른 해결방안을 모색하는 데 중요한 과제가 된다.[9] 사회적으로 구조화된 불평등을 분석하는 대표적인 두 가지 이론이 사회계층론(social stratification)과 사회계급론(social class)이다. 계층과 계급의 개념은 학자마다 의미가 조금씩 다르고 용어 사용이 통일되어 있지 않으나 기본적인 차이점을 제시하면 다음과 같다(김채윤, 1995; 홍두승·구해근, 1993; 한상진, 1987; 김영모, 1982).

사회계층의 개념은 사회구성에 있어서 통합기능과 안정적 측면을 강조하는 구조기능주의론을 이론적 근거로 하며, 대체로 소비적인 측면에서 비슷한 생활수준 및 생활양식을 공유하고 있는 일정한 위계서열상의 성층을 지칭하게 된다. 사회계층의 기본 단위는 개인의 사회적 지위(social status)이고, 사회적 지위는 경제적 단일 요인 이외에 소득, 재산, 교육정도, 직업, 권력, 가문 등의 다차원적 요인에 의해 결정되는 것으로 간주한다. 계층구조는 지위관련 요소의 종합적 측정여하에 따라 일정한 위계서열상의 정도의 차이에 따른 연속적 상하구조를 전제로 하게 되며 임의적, 자의적 구분에 따라 계층구분을 하게 된다.

반면, 사회계급은 사회구성 체제를 기능적 통합보다는 사회성원 집단

평등을 성취하는 것인데 여기서 불평등(inequality)은 불필요하고 피할 수 있으며 도덕적, 윤리적인 차원에서 불공정하고(unfair), 부정의한(unjust) 차이를 나타내는 개념으로 형평성의 선행조건이라 할 수 있다(Whitehead, 1992; Birch and Abelson, 1993). 따라서 수리적 관점에서의 불균등의 의미보다 형평성의 반대개념인 비형평성(inequity)과 동일시된다.

9) 보건의료의 불평등에 관한 문헌에서 사회계층(social stratification), 사회계급(social class), 사회적 지위(social status), 사회적 불평등(social inequality), 사회경제적 지위(socioeconomic status), 사회경제적 요인(socioeconomic factor) 등의 용어는 엄격한 개념구분 없이 상호호환적으로 사용되고 있다(Liberatos et al., 1988).

간 이해관계의 대립 및 갈등을, 체제의 안정보다는 변화를 강조하는 갈등주의 이론에 기초를 두고 있다. 즉 마르크스주의적인 입장에서 생산관계에 기초한 대자적, 갈등적 집단관계를 함축하고 있으며 사회구성원 개개인의 계급소속은 기본적으로 생산양식에 따른 생산수단의 소유관계에 의하여 결정된다고 보는 것이다.[10]

그동안 보건의료부문에서 불평등의 실증분석 시 계급보다는 계층에 근접한 개념이 주로 사용되어 왔다(Kitagawa and Hauser, 1973; Feinstein, 1993; Krieger and Fee, 1994). 예컨대 복잡다단한 불평등의 다차원적 속성을 제대로 구현하기 위해서는 생산관계에 기초한 계급적 도식보다는 다양한 요인과의 연관성 또는 복합적 기준에 의해 규정되는 계층관점이 훨씬 더 설명력이 크기 때문이다. 이는 의료이용 또는 건강수준이 계층화의 결과로 나타나는 현상으로서 사회경제적 지위에 따라 차별적인 양상을 초래한다고 주장하는 구조기능주의적 입장에 주로 근거하고 있다.

이러한 견해는 고전적인 계급적 관점에서 비판의 소지가 있으나, 보건의료의 불평등을 분석한 실증연구에서 흔히 사용하는 '계급'(class)이라는 용어가 개념적인 측면에서 '계층'(stratification)을 의미하는 경우가 많고(Feinstein, 1993; Liberatos et al., 1988; Roy, 1988), 사회계층은 그 자체가 배분적 개념으로서 사회적 위계(social hierarchy)를 설명하는 데 주

---

10) 두 가지 관점의 차이점을 요약하면 다음과 같다. 첫째, 계급은 공통된 의식, 집단 연대감 및 정치·사회적 변동을 위해 움직일 수 있는 집합적 의지를 소유한 개인들로 구성되어 있고 계층은 특정한 연구목적을 위해 개인들을 통계적으로 분류해 놓은 범주를 의미한다는 점에서 실질적 차이가 있다. 둘째, 계급적 입장에서는 불평등의 관계적 결과들 즉 한 계급의 다른 계급에 대한 지배 또는 착취와 이러한 관계들이 사회구조나 사회변동에 미치는 영향에 기본적인 관심을 두는 데 비해 계층적 관점은 전형적으로 분배의 불평등 즉 사회의 개별 구성원들에 대한 소득, 위세 및 보상의 차등적 배분에 초점을 맞추게 된다. 셋째, 분류기준에 관한 차이로서 계급구분은 주로 경제적 차원, 특히 생산관계에 의해 결정되나, 계층의 경우 어느 특정한 단일지위변수는 물론 다차원적 지위변수의 복합적 평가에 의하여 구분되는 특성을 지니고 있다(한상진, 1987; Grabb, E. G.·양춘 역, 1994).

목적이 있지만 한편으로 의료기회라는 또 다른 분배적 불평등과 상관관계가 높아 이를 반영하는 유용한 변수가 된다. 따라서 본 연구에서는 생산의 사회적 관계에 기초한 계급적 관점보다는 포괄적인 계층 개념에 입각하여 보건의료의 불평등 실태를 분석하고자 한다.

4. 형평성의 실질적 정의(operational definition)

4.1. 주요이론의 검토

의료서비스가 하나의 권리로 간주되면서 공공성의 강조와 정부의 개입이 증대되었고 이에 따라 사회정의 차원에서 보건의료의 불평등 현상을 시정하고 분배적 형평성을 달성하는 것이 복지국가의 중요한 정책이념이 되고 있다. 따라서 현실을 정확하게 진단하고 바람직한 분배정책을 추진하기 위해서는 추상적이고 포괄적인 형평성의 개념을 정책적 차원에서 평가가 가능한 실질적 기준으로 정의하는 과정이 선행되어야 한다.[11]

그동안 많은 사람들이 형평에 대한 개념정의를 시도하였으나 "형평은 아름다움과 같이 보는 이의 마음에 달려있다"는 McLachlan과 Maynard의 주장과 같이 다양하고 복합적인 형평의 개념을 일목요연하게 정립하는 것은 용이하지 않다(McLachlan and Maynard, 1982).

우선 형평성의 실질적 정의에 앞서 고려해야 할 사항은 배분적 정의를 통해 궁극적으로 보장하고자 하는 형평한 상태가 무엇인가를 직시할 필요가 있다. 보건의료의 형평성이 지향하는 궁극적인 목표가 건강의 평등이라는 점에 대해서는 이의가 별로 없다. 그러나 건강의 다차원적 속

---

11) 윤리적인 관점에서 형평성 목표에 함축되어 있는 전제조건은 첫째, 보건의료는 기본적인 권리이며 둘째, 보건의료자원은 유한하고 셋째, 보건정책은 희소한 보건의료자원의 공정한 분배기전을 설계하는 데 관여해야 한다는 것이다(Aday and Andersen, 1981:4~5).

성상 적극적 이상으로서의 정의란 성취 불가능하므로 분배적 정의의 실제적 측면에 있어서는 보건의료의 형평성 목표를 건강의 평등보다는 의료서비스의 분배문제에 두어야 할 것이다.[12]

또한, 배분적 형평성 또는 불평등 문제를 논의할 때 어떤 가치판단에 입각하느냐에 따라 그 방향과 내용분석이 현저하게 달라진다. 즉 불평등 현상은 철학적이고 도덕적 차원의 문제이면서 한편으로 가치판단에 좌우되기 때문에 가치중립적인 객관적 연구가 이루어지기 힘든 한계를 지니고 있다. 따라서 앞서 개관한 다양한 사회정의론 가운데 어느 입장을 취하느냐에 따라 형평성에 대한 정의가 확연히 달라지는 것이다. 예컨대 의료서비스 분배의 형평성 기준은 평등(equality) 또는 최소기준(minimum standards)을 양축으로 하는 연속선상의 한 점에 위치하고 있는바, 평등을 형평성의 목표로 추구하는 정책은 불평등을 제거하는 데 중점을 두는 반면, 최소기준의 경우 그 누구도 설정된 최소기준 이하로 떨어지지 않도록 보장하는 데 초점을 맞추게 된다(Anderson, 1989).

한편, 보건의료부문에서 형평성의 영역은 재원조달과 의료이용 등 두 가지로 구분할 수 있는데 재정 측면에서는 지불능력에 따른 부담원칙, 이용 측면에서는 동등한 필요에 따른 동등한 치료원칙이 평등주의적 입장에서 형평성의 원칙으로 자주 거론되고 있다(Wagstaff and Van Doorslaer, 1993).[13] 그런데 전자의 경우 후자의 전제조건으로 부담능력에 따른

---

12) 건강의 평등은 의료서비스의 분배적 형평성을 통해 보장하고자 하는 궁극적 목표이나 현실적 측면에서 다음과 같은 문제가 있다. 첫째, 건강에 대한 보편적인 정의가 어렵고 둘째, 건강수준은 의료서비스 이외의 많은 요인들에 의해 결정되며 셋째, 전체 인구집단의 건강수준을 평등하게 하는 것은 효율성의 측면에서 값비싼 대가를 요구하는 비현실적인 정책으로 전반적인 건강수준의 저하를 초래할 수 있다(Mooney, 1994:69~73). 따라서 이는 분배의 결과론적 관점에서 당위성을 띤 규범적 평가기준으로 간주되며 실질적 차원에서는 의료이용이 건강의 향상에 기여한다는 전제하에 의료서비스의 분배과정에 관심을 갖게 된다.

13) 의료재정의 형평성은 지불능력에 따른 재원의 부담, 전달의 형평성은 필요

누진적 지불이 선행되어야만 필요에 따른 이용이 보장된다는 점에서 궁극적인 의료서비스 분배의 형평성 평가는 의료이용 측면에서 수행되어야 할 것이다.[14]

상기의 사항을 염두에 두고 그동안 의료서비스 분배에 관해 개진된 주요 이론을 고찰하면, 형평성의 실질적 정의는 첫째, 건강의 평등(equality of health) 둘째, 동등한 의료필요에 따른 동등한 이용(equal utilization for equal need) 셋째, 동등한 의료필요에 따른 접근성의 균등(equal access for equal need) 등 세 가지로 집약할 수 있다(Aday and Andersen, 1981; Le grand, 1982; Daniels, 1982; Mooney, 1986, 1994; Wagstaff and Van Doorslaer, 1993; Culyer et al., 1993).[15]

에 따른 의료이용으로 귀착되며 이는 대상에 대한 대우의 속성에 따라 수직적 형평성(vertical equity)과 수평적 형평성(horizontal equity)으로 유형화 할 수 있다. Wagstaff 등은 보건의료의 형평성에 대한 연구에서 평등주의적 관점에 입각하여 의료재정의 측면에서는 '각기 다른 지불능력에 따른 각기 다른 부담'에 기초한 수직적 형평성 원칙이, 의료전달의 측면에서는 '동등한 필요에 따른 동등한 의료이용'에 기초한 수평적 형평성 원칙이 근간이 되어야 함을 주장하였다(Wagstaff and Doorslaer, 1993:7~19).

14) 여기서 분배적 형평성의 목표로 또 다른 목표로 거론되는 최종소득의 평등은 소득재분배 관점에서 보건의료의 형평성을 평가하는 것으로 최종적인 소득의 불평등을 감소시키는 것이 형평성의 목표가 된다. 이는 저소득계층의 의료필요가 고소득계층보다 높기 때문에 의료재정 측면에서 지불능력에 따라 누진적인 재원조달이 이루어지면 형평성이 달성된다는 전제하에 정당화되지만, 보건의료의 분배적 형평성의 궁극적인 목표는 필요에 대응한 의료이용을 통해 건강의 평등을 성취하는 데 있기 때문에 형평성의 정의로 소득재분배를 채택하기에는 현실적으로 문제가 많다고 볼 수 있다.

15) Aday와 Andersen은 의료윤리차원에서 광범위한 문헌고찰을 수행한 다음, 의료서비스의 분배적 형평이 지향해야 할 목표로 보건의료권의 확보를 제안하고 이를 건강권(right to health), 보건의료에 대한 권리(right to health care) 및 의료이용과정에서의 권리(right in health care)로 세분하여 개념정립을 시도하였다. 여기서 건강권의 경우 가장 포괄적이고 광범위한 기본 권리로 간주되고, 보건의료에 대한 권리는 의료서비스에 대한 접근성을 의미하며, 의료이용과정에서의 권리는 일단 의료제도 내에 진입한 후 환자와 의사 간의 개별적인 상호작용과정에서 보장되어야 할 권리로 규정된다. 이 가

이들은 형평성의 정책목표로서 각기 나름대로의 장단점을 갖고 있으며 또한 모든 국가에 획일적으로 적용할 수 있는 보편타당한 실질적 정의는 존재하지 않기 때문에 세 가지 중 어떤 정의가 가장 바람직한가에 대해서는 가치판단의 문제가 개입된다. 따라서 여기서는 입장에 따라 의견의 차이가 심한 일부 논점을 명확하게 정립하고 다음 항에서 종합적인 분석을

운데 건강권은 국가가 기본적인 권리로 보장할 수 있는 권한의 영역을 벗어난 다양한 요인들이 관여하기 때문에 현실적으로 무리가 많고, 의료이용과정에서의 권리 역시 정부의 개입이 정당화되기 힘든 미시적 차원의 문제라는 점에서 의료서비스에 대한 동등한 접근성의 보장이 형평성의 중요한 규범적 목표가 되어야 함을 역설하였다(Aday and Andersen, 1981). Daniels는 접근성의 형평성에 대한 정의로 '필요에 따른 의료이용'(utilization for need), '과정변수의 균등'(equality in process variables) 및 '시장을 통한 최소한의 기본적 수준의 보장'(market availability of a decent basic minimum) 등 세 가지를 검토한 다음 공정한 기회균등의 원칙에 입각해서 의료서비스를 분배하는 것이 바람직하다는 입장을 개진한 바 있다(Daniels, 1982). 한편, 보건경제학적 관점에서 형평성의 이론적 개념을 다각적으로 고찰한 Mooney의 경우 보건의료의 형평성에 대한 정의로 7가지를 제시하고, 이 가운데 '동등한 필요에 따른 투입량의 균등'과 '동등한 필요에 따른 동등한 접근성'이 현실적인 대안임을 강조하였다. 그 후 Mooney는 형평성의 정의로 '건강의 평등', '동등한 의료필요에 따른 동등한 의료이용' 및 '동등한 의료필요에 따른 동등한 접근성의 보장' 등 세 가지를 중점·검토한 후 정책목표의 평가기준 측면에서 동등한 의료이용 보장이 문제가 많음을 지적하고 '모든 사람에게 필요에 따른 동등한 접근성의 보장'이 가장 타당한 것으로 주장하여 광범위한 호응을 얻고 있다(Mooney, 1986, 1994). Wagstaff 등은 의료이용의 형평성에 대한 기존의 정의 가운데 '동등한 필요에 따른 동등한 이용'(equal treatment for equal need), '접근성의 평등'(equality of access), '건강의 평등'(equality of health), '최종소득의 평등'(equality of final incomes) 등 4가지를 선정하여 검토한 다음 '동등한 필요에 따른 동등한 이용'이라는 수평적 형평성의 원칙이 실증적인 차원에서 적절한 평가기준이 된다고 주장하였다(Wagstaff and Van Doorslaer, 1993). Culyer 등은 원론적인 입장에서 보건의료의 형평성을 의료이용의 균등, 필요에 따른 분배, 접근성의 균등 및 건강의 평등(equality of health) 등 네 가지 측면에서 분석한 다음 형평성의 지배적인 원칙으로 건강의 평등이 되어야 함을 강조하는 상이한 입장을 나타냈다(Culyer et al., 1993).

통해 한국사회에 적합한 형평성의 실질적 정의를 제시하기로 한다.

먼저 형평성의 정의에서 가장 쟁점이 되는 사항은 접근성(access)과 의료이용(utilization)의 개념이 불명확하고 정책목표에서 이들이 혼재되어 사용되고 있는 점을 들 수 있다. Le Grand와 Mooney는 접근성과 의료이용을 엄격히 구분하면서[16] 접근성이 정책목표가 되어야 한다고 강조하는 반면(Le grand, 1982; Mooney, 1986),[17] Wagstaff 등은 이들을 엄격하게 구별하는 것이 실익이 없다는 전제하에 형평성의 평가기준으로 의료이용을 채택하는 입장이다(Wagstaff and Van Doorslaer, 1993).[18]

---

16) Le Grand는 접근성을 보건의료시설의 이용 시 발생하는 시간비용과 화폐비용으로 정의하였고, Mooney는 접근성이 공급 측면의 현상으로서 의료이용에 영향을 미치는 요인들 가운데 하나임을 강조하면서 의료이용의 경우 개인이 지불하는 경제적 비용뿐만 아니라 의료서비스에 대한 편익 인지, 의사방문유인 등의 제반 요인이 포함된 수요와 공급의 함수로 간주하고 접근성과 구별짓고 있다(Le grand, 1982; Mooney, 1994:81~4).

17) Mooney 등이 '의료이용'보다 '접근성'을 형평성의 정책목표로 채택하는 것이 바람직하다고 주장한 근거를 보면 첫째, 영국을 비롯한 11개 국가의 정책서(policy statement)를 분석한 결과 대다수가 의료이용이 아닌 접근성의 보장을 목표로 제시하고 있는 점을 들고 있다. 둘째, '동등한 의료필요에 따른 동등한 이용'은 다음 세 가지 정리를 전제로 한다. 즉 모든 소비자들은 보건의료에 대해 동일한 선호도를 가져야 하고(정리 1), 보건의료의 소비 시 각 소비자들의 선호는 독립적이어야 하며(정리 2), 보건의료에 대한 선호도가 평균보다 높은(낮은) 소비자들은 보건의료의 접근성에 있어 부정적(긍정적) 차별을 받게 된다(정리 3). 그러나 정리 1은 보건의료 소비에 대한 환자들의 선호도가 제각기 다르다는 점에서, 정리 2와 3의 경우 전통적인 후생경제학의 전제와 상당한 괴리를 보이기 때문에 이들은 정당화되기 어렵다. 셋째, '동등한 필요에 따른 동등한 이용'은 특정질환에 대해 표준화된 의료행위와 동등한 순응도(equal compliance)를 요구하지만 현실적으로 이를 충족시키는 것은 매우 어렵다는 점에서 타당성이 결여되어 있다(Mooney et al., 1991).

18) Thomas와 Penchansky는 접근성을 환자와 보건의료제도의 특성이 부합하는 정도로 정의하였는데(Thomas and Penchansky, 1984:554~5), 이 입장에 따르면 넓은 의미의 접근성은 의료이용과 동일시되나 협의의 관점에서는 의료이용에 영향을 미치는 의료자원의 특성에 국한된다(Frenk, 1992).

구체적으로 살펴보면, '접근성의 균등한 보장'은 기회의 평등에 주안점을 두는 개념으로 필요 시 의료서비스에 대한 동등한 이용기회를 권리로서 보장해 주는 것을 의미하며(Mooney, 1991), '동등한 필요에 따른 동등한 이용'은 사회경제적 지위에 관계없이 동등한 의료필요를 가진 사람들은 동등한 의료서비스를 제공받아야 하는 것으로 정의된다(Wagstaff et al., 1991a). 이에 따라, 전자는 각 개인이 의료서비스를 이용하는 데 드는 제반 비용이 동일하도록 공급 측면에서의 장애요인을 제거하는 데 중점을 두면 되고 반드시 의료필요와 연계시킬 필요가 없다는 점에서 정책목표로 채택하기 용이한 반면, 후자의 경우 의료이용의 결정요인이 다양하고 공급은 물론 수요 측 요인들을 모두 고려해야 하기 때문에 정책목표로서 수용하기 어려운 제한점이 있다.

한편, 형평성의 기준으로 접근성을 측정한 대다수의 실증적 연구에 있어서는 접근성의 지표인 기회비용과 후생비용을 계량화하기 용이하지 않다는 점을 들어 정책목표로 동등한 접근성의 보장을 제시하면서 실제 측정은 필요와 연계된 의료이용 산출지표를 통해 형평성을 평가하고 있는 실정이다(Wagstaff and Van Doorslaer, 1993; 배상수, 1992).[19] 따라서 실질적인 형평성의 정의는 접근성에 기초하고 측정지표는 의료이용을 채택하는 것이 현실적인 접근이라 할 수 있다.

둘째, 형평성을 어떻게 정의하느냐에 따라 형평의 대상이 되는 집단의 측정문제가 달라지게 된다. 즉 건강의 평등이나 접근성 또는 의료이용의 균등한 보장을 정책목표로 선택할 경우 전체 인구집단이 대상이 되지만 이는 자원의 제약조건을 고려할 때 비효율적이며, 따라서 의료필요에 상응하여 사회계층을 구분한 뒤 필요가 동등한 사람에 대해서는 동등한 대

---

19) 형평성의 정의로 접근성을 채택한 Collins와 Klein(1980)의 연구가 대표적인 예가 되는데 여기서 의료이용 산출지표인 일반의 방문횟수를 사용하여 접근성을 측정하고 있으며 Aday와 Andersen(1975), Tobin(1980), Puffer-(1986) 등의 연구도 이에 속한다.

우를 해주고 필요가 각기 다른 사람은 다르게 대우해 주는 것이 형평성의 본래 취지에 부합된다고 볼 수 있다.

셋째, 각 형평의 정의에 포함된 용어의 개념을 실질적 정의로 조작화하는 것이 대단히 중요한 과제이다. 현재까지의 견해를 보면 어떤 상황에 관계없이 적용이 가능한 일치된 접근방법은 없고, 형평성의 정의 및 효율성을 비롯한 여타 사회적 가치와의 상대적인 비중에 따라 측정과 평가기준이 달라지는 것이 일반적이다.

4.2. 우리나라 의료서비스 분배의 형평성 원칙

형평성의 실질적 정의 가운데 한국사회에 적합한 원칙을 검토하기 위해서는 먼저 법에 구현된 보건의료권의 선언적 의미와 이를 실현하기 위한 정책목표 및 제도적 장치를 개괄적으로 분석하는 것이 필요하다.

우리나라 헌법은 국민의 보건의료권과 이를 보장하기 위한 보건의료사업을 실시할 수 있는 법적 근거를 명시해 놓고 있다.[20] 이에 따라 '77년 강제형 의료보장제도를 도입한 이후 '89년 전 국민에게 적용해서 오늘에 이르기까지 외형적으로는 많은 성과를 거두었으나 민간부문이 공급을 주도하고 있는 현실적 여건 하에서 국민들의 욕구를 충족시킬 수 있을 만큼 국가의 개입이 효과적으로 이루어지고 있지 못한 것으로 평가된다. 특히 헌법 제36조 제3항의 내용은 관점에 따라서 보건의료에 대한 구체적인 권리로 해석되기보다 추상적, 선언적 의미로 간주될 수 있다. 그리하여 헌법에 규정한 선언적 조항 이외에 보건의료 및 의료보험 관련 법규 등에서 의료서비스의 분배적 형평성에 관해 구체적인 정책목표를

---

20) 헌법의 관련조항을 살펴보면 다음과 같다. 제34조 제1항 모든 국민은 인간다운 생활을 할 권리를 가진다. 제2항 국가는 사회보장·사회복지의 증진에 노력할 의무를 가진다. 제5항 신체장애자 및 질병·노령·기타의 사유로 생활능력이 없는 국민은 법률이 정하는 바에 의하여 국가의 보호를 받는다. 제36조 제3항 모든 국민은 보건에 관하여 국가의 보호를 받는다.

명시해 놓지 않고 있어 이를 유추하기가 용이하지 않다.

그러나 복지국가를 지향하는 사회의 전반적인 분위기에 의해 분배의 공정성에 대한 관심이 증가하고 있고 정부의 주도하에 실시된 의료보장제도가 정착됨으로써 의료서비스의 이용을 국민이 당연히 누려야 할 권리의 하나로 인식하는 경향이 점차 커지고 있는 추세이다.

이러한 여건을 감안하여 우리나라에 적합한 의료서비스의 분배적 정의는 기존의 자유지향적 정의관에서 한걸음 더 나아가 복지국가 개입을 정당화 할 수 있는 분배적 정의관을 지향해야 할 것이다. 이에 대해 배상수는 Rawls의 정의론이 차등의 원칙에 의해 최소수혜자 계층에게 최대이익이 되도록 사회적·경제적 불평등을 허용함으로써 제한된 평등 이념과 효율성을 동시에 보장하는 한편, 적극적 권리로서의 건강권과 국가의 역할을 인정한다는 점에서 한국적 현실에 가장 적절한 이론이라고 주장한 바 있다(배상수, 1990). 그러나 Rawls의 정의론이 제시하고 있는 이론적인 정합성이 추상적인 차원을 벗어나 보건의료 분야의 현실적인 당면과제를 해결할 수 있는 최적의 대안이 되기 위해서는 보건의료문제에 적합한 분배적 원칙과 이의 실현을 겨냥한 형평성의 실질적 정의, 측정수단 및 평가기준의 정립 등 해결해야 할 과제가 산적한 것이 사실이다.

따라서 의료서비스의 분배적 형평성에 대한 기존의 논의는 주로 시장기구의 기능을 극대화하는 자유주의적 정의관과 필요에 따른 분배원칙을 중시하는 평등주의적 정의관에 기초해서 전개되어 왔다. 대부분의 국가에서 이 두 가지 정의론이 혼재되어 있으나 보건의료의 특성상 이념적 지향은 보건의료를 시장기구에 맡기기보다 사회정의의 관점에서 정당한 개입을 통해 분배의 형평성을 달성해야 할 대상으로 여기고 있다. 예컨대 유럽의 국가들은 '능력에 따라 지불하고 필요에 따라 분배'하는 평등주의적 사고가 정책목표에 주로 반영되어 있으며, 미국과 같이 자유를 지고의 가치로 간주하는 사회에 있어서도 빈곤층이 제공받는 의료서비스를 최소수준 이상으로 향상시키는 데 일차적 관심을 두고 있으나 보건의료정책이 추구하는 이데올로기적 입장은 접근성의 평등을 설정하고 있는 것으로 나타났다(Patrick et al., 1988; Davis, 1991).

우리나라의 경우를 보면 구체적인 정책목표는 명시되어 있지 않지만 헌법에 규정된 국민의 보건에 대한 국가의 보호 의무를 적극적으로 해석할 경우 의료서비스 분배의 형평성에 관한 원칙은 사회계층 간 필요에 따른 의료이용의 차이를 최소화시키고 궁극적으로는 건강의 불평등을 해소하는 데 기여할 수 있는 평등주의적 정의론을 지향해야 할 것이다. 그러나 평등주의 역시 의료서비스에 대한 정의로운 분배의 일 원칙에 지나지 않기 때문에 이에 대한 지나친 강조는 현실적인 측면에서 부작용을 초래할 우려 또한 없지 않다. 따라서 상황에 따라 여타 정의론에 포함된 분배기준을 적절하게 수용하는 노력이 필요하며, 특히 실질적인 분배차원에서 형평성의 정의 시 효율성과 의료의 질을 비롯한 여타 사회적 가치와의 상충성을 최대한 고려하여 현실에 부합된 평가기준을 설정해야 할 것으로 지적된다.

다음으로 평등주의적 정의론에 기초하여 공평한 분배를 달성할 수 있는 형평성의 실질적 정의에 대해 살펴보기로 한다. 먼저 정의로운 분배의 가장 기본적인 조건인 형평성을 성취할 수 있는 현실적 방안으로 첫째, 모든 사람들에게 획일적으로 동등한 서비스를 제공하는 방안 둘째, 모든 사람들에게 필요(need)와 관련하여 비례적으로 균등한 서비스를 공급하는 방안 셋째, 각 개인에게 그들이 가지고 있는 어떤 특성의 현실적인 차이 예를 들면, 비용지불의사나 능력 또는 서비스를 통해 얻어지는 결과 등에 상응하는 불균등한 서비스를 제공하는 방안 등 세 가지를 들 수 있다. 이 가운데 두 번째 필요기준이 자원의 제약조건을 감안할 때 부작용을 최소화하면서 분배적 형평을 보장할 수 있는 사회적 조건으로 간주되며 따라서 의료서비스 분배의 형평성에 대한 정의 시 필요의 차이가 전제되어야 한다.

앞서 검토한 바 있는 형평성의 세 가지 정의 가운데 상기의 조건에 가장 부합된 의료서비스 분배의 형평 기준은 '동등한 의료필요에 따른 접근성의 균등(equal access for equal need)'이라 할 수 있으며 그 근거는 다음과 같다. 첫째, 필요의 개념은 가치의 판단을 요구하며 다양한 정의가 가능하나 일단 조작적 과정을 통해 '동등한 의료필요'를 기준으로 형평의 대상이 되는 집단을 구분하는 것이 현실적인 접근방법이라 할 수 있다. 왜냐하면, 상이한 필요(unequal need)의 경우 동등한 필요에 비해 구성요건의 결정 및 불평등도의 산출이 어렵기 때문에 대다수의 실증적 연구에서도 후자에 의한 '수평적 형평성'(horizontal equity)의 원칙에 입각하여 분석을 전개하고 있는 실정이다(Van Doorslaer and Wagstaff, 1992).

둘째, 통상적으로 접근성과 의료이용은 엄밀한 구분 없이 사용되는 경향이나 전항에서 검토한 바와 같이 형평성의 정책목표로 의료이용에 비해 의료서비스에 대한 동등한 접근성의 보장이 여러 측면에서 적합한 것으로 간주되고 특히 대다수의 국가에서 전자를 채택하고 있는 점에 비추어 본 연구에서는 동등한 접근성을 형평성의 평가기준으로 채택하기로 한다. 그러나 앞서 살펴본 바와 같이 과정지표인 접근성의 다차원적 속성상 계량화가 용이하지 않고, 과정지표를 균등화하기에는 정책상 한계가 있으며, 이의 균등이 바로 의료이용으로 연결되는 것은 아니기 때문에 실제 형평성의 평가는 '의료이용 산출지표'를 사용할 것이다.

그런데, 이와 같은 접근방법은 형평성의 정책목표와 관련해서 접근성과 의료이용개념이 완전한 기준으로 적용될 수 없음을 반증해 주는 것으로 볼 수 있다. 따라서 형평성의 엄격한 정의로 인식되고 있는 건강의 평등을 보완적인 차원에서 평가원칙으로 채택하는 것이 바람직한데 이는 많은 한계에도 불구하고 건강의 불평등이 그 자체로서 관심의 대상이고(Fox, 1989), 보건의료의 공정한 배분을 결정하는 이론적인 기반이며, 궁극적으로 지향해야 할 분배적 형평성의 당위적 목표라는 점에서 정당화된다.

이상의 논의를 종합하면, 본 연구에서는 평등주의적 분배정의론에 입각하여 실증적 차원에서 형평성의 정의로 '동등한 의료필요에 따른 동등한 접근성의 보장'을 채택하고, 측정 잣대로는 다양한 의료이용 산출지표를 통해 의료서비스 분배의 불평등 현실을 진단하고자 한다. 더불어 건강의 평등을 보완적인 평가기준으로 수용함으로써 향후 분배적 형평성을 개선하는 데 유용한 정책적 함의를 도출할 것이다.

제2절 의료서비스 분배의 형평성 평가 방법

1. 사회계층의 측정

계층적 관점에 의해 보건의료의 불평등 실태를 정확하게 분석하려면 사회계층의 실질적 정의에 기초해서 불평등의 토대가 되는 사회경제적 요인을 구체적으로 검토하는 작업이 병행될 필요가 있다.

미국의 사회학자들에 의해 개발된 대부분의 사회계층지표는 Weber가 제안한 사회 불평등의 세 가지 차원에 속하는 경제적 계급, 사회적 지위, 정치적 권력 가운데 앞의 두 가지 차원에 기초하고 있으며 이러한 개념화를 반영하는 가장 중요한 세 가지 단일지표가 소득(income), 직업(occupation) 및 교육(education)이다. 즉 연구자에 따라 계층의 기준이 다양하지만 대부분의 경우 이와 같은 사회경제적 위계의 객관적 지표를 분류기준으로 채택하고 있다.[21]

---

21) 일반적으로 불평등에 영향을 미치는 요인은 직업, 소득, 교육, 취업상태, 재산, 성, 연령, 인종, 민족, 지역, 종교 등 다양하다. 이 가운데 엄밀한 의미에서 직업, 소득, 교육, 취업상태, 재산 등이 불평등의 세 가지 차원 가운데 사회적 지위의 주요구성요소인 사회경제적 차원을 동시에 포괄하고 있는 것으로 간주되어 사회계층의 분류기준으로 중요시된다(Grabb·양춘 역, 1990:282~7). 한편, 학자에 따라서는 귀속변수와 성취변수로 구분하기도

이 가운데 사회의 일반적인 계층위계를 반영하는 가장 신뢰할 만한 단일지표가 직업변수로서 많은 불평등 연구에서 적용되고 있다(Rein, 1969; Collins and Klein, 1980; Black et al., 1982; Marmot and McDowall, 1986; Blaxter, 1987). 그 이유는 직업이 소득, 교육, 재산, 자격, 지위 및 특권 등 서열을 결정짓는 여타 요인들과 상호연관성이 있으며 나아가 직업이란 사회에서 사람들이 수행하는 '기능적으로 중요한 사회적 역할'이라는 점을 대다수가 인식하고 있기 때문이다(Grabb·양춘 역, 1994).[22] 그리하여 직업은 특히 사회경제적 지위에 따른 불평등을 평가하는 대다수 국가의 정부통계에서 사용되고 있다.[23]

이러한 직업지표의 가장 큰 결점으로는 계층의 범주화에 대한 합리적인 이론적 토대가 결여되어 있다는 점이다. 구체적으로 살펴보면 성(gender)에 대한 접근에 있어 초창기의 직업분류체계가 노동자들은 남성이라는 가정에 입각해서 만들어져 오늘날 여성의 직업을 정확하게 반영하지 못하고 특히 결혼한 직장여성이 남편의 직업에 의해 범주화 되며 노동인구가 아닌 사람들은 계층분류에서 제외되고 있다(Krieger and Fee, 1994). 이외에도 직업위세에 대한 일반의 평가 시 주관성이 개재되어 편파적인 결과를 초래할 가능성이 높다는 문제점이 존재한다.

계층의 또 다른 지표인 교육수준은 직업계층과 달리 실업자를 포함한

하는데 성, 연령, 인종, 민족, 지역, 종교 등이 전자에 속하고, 직업, 소득, 교육, 취업상태, 재산 등이 후자에 속한다(Jeffries and Ransford, 1980).

22) 이러한 접근의 취약점 가운데 하나는 유사한 직업위세를 갖는 사람들로 구성되어 서열 지워진 범주들을 의미하는 위세계층이 계급구조와 동일시되어 혼란을 초래할 수 있다는 것이다.

23) 대표적인 예를 들면 영국 통계청(Registar General)은 직업의 숙련도와 사회적 서열에 따라 사회계급을 분류한 다음 보건의료의 불평등을 시계열별로 측정하고 있다. 이는 세 가지 노동 범주 내에서 숙련수준별 직업상태를 위주로 개념화한 것으로서 6개의 범주로 구성된다(Black et al., 1982). 이와 유사하게 조사대상 집단으로 하여금 여러 직업들의 일반적인 사회적 평판 또는 위세를 주관적으로 평가시킨 후 산출한 직업위세점수를 통해 개인의 전반적인 계층지위의 지표로 사용하기도 한다.

모든 인구집단에 적용이 가능하고 전 생애에 걸쳐 안정적인 특성이 있으며 측정 및 부호화가 용이하다는 점에서 중요하게 취급된다(Kitagawa and Hauser, 1973; 박경숙·박능후, 1990; 송건용 등, 1993).24)

또한, 교육은 주로 지위의 영역에서 생활양식과 사회적 연결망(social networks)에 영향력을 행사함으로써 개인의 행태와 관행에 영향을 미치는 주요 변수로 간주되고 있으며 일정수준의 직업과 소득을 획득하는 데 필요한 자격요건을 제공한다는 측면에서 경제적 영역에 속하는 변수의 대리지표로 사용되기도 한다. 특히 여타 변수보다 질병과의 연관성이 높아 건강수준의 분석 시 사회계층의 단일지표로 많이 채택된다(Liberatos et al., 1988).

이에 반해 교육지표의 단점으로는 첫째, 교육은 개인의 고정된 속성을 반영하기 때문에 소득과 재산에 비해 개인의 변화하는 보건의료실태를 파악하는 데 부적절한 측면이 있다. 둘째, 각 국에서 실시하고 있는 의무교육에 따라 공식교육의 분포가 한쪽으로 치우치는 양상을 초래하게 된다. 셋째, 동일한 교육수준 하에서도 인종과 성에 따라 경제적 보수가 상이한 결과를 보인다는 사실이 전국적 자료에서 문제점으로 지적되고 있다(Krieger and Fee, 1994).

더불어, 사회경제적 지위의 주요 대리변수 가운데 하나인 소득수준은 위세(prestige)의 가장 강력한 예측변수로서 의료필요 시 의료서비스에 대한 이용여부를 결정하는 데 중요한 요인이 된다는 점에서 보건의료의 불평등 실태를 평가하는 계층변수로 많이 이용되어 왔다(Stewart and Enterline, 1961; Aday et al., 1980; Kleinman et al., 1981; Newacheck, 1988; Rosenbach, 1989; Feinstein, 1993; 문창진, 1990; 배상수, 1992).

---

24) 교육수준은 차등적 사회지위를 나타내는 가장 좋은 지표이며 사회경제적 수준을 반영하는 정확한 층화기준이고 더불어 계층적 상이를 만들어내는 요인이면서 동시에 기왕의 계층 간 거리를 축소하는 효과적인 수단으로 간주되고 있다(김채윤, 1995).

이는 현대 복지국가에서 공공보건정책의 주요 목표가 의료보장제도를 통해 의료비에 대한 재정적 부담을 완화시켜 줌으로써 의료이용의 형평성을 제고하는 데 중점을 두는 것과 맥락을 같이 하고 있다.

이와 같은 유용성에도 불구하고 소득 지표 역시 여타 변수와 마찬가지로 다음과 같은 제한점이 존재한다. 첫째는 일반적으로 사람들이 자신의 정확한 소득노출을 회피하기 때문에 자료의 신뢰도 측면에서 부정확한 결과를 초래할 가능성이 높다. 둘째, 동일 직업 내에서도 상당한 소득의 차이가 존재하고 또한 교육수준과도 일치하지 않는 경향이 흔하다. 셋째, 소득은 여타 지표에 비해 시간의 변화에 따라 상대적으로 불안정하며 산출기준이 모호하다는 점에서 문제가 된다. 특히 소득의 정의를 비롯해서 포괄단위를 개인 또는 가구로 할 것인지 그리고 단위기간을 월, 년 또는 평생소득으로 할 것인지에 대해 논란의 여지가 많은 실정이다.

한편, 단일지표에 의한 사회계층의 단순층화방식(simple gradation) 이외에 이들 각각의 지표를 결합하여 사회경제적 위계의 단일척도로 변형이 가능하다. 대표적으로 Duncan의 사회경제적 지수(socio-economic index)를 들 수 있으며 Hollingshead의 경우 직업과 교육 두 가지 변수를 가지고 계층 측정지표를 개발한 바 있다. 또한 Warner는 직업, 소득, 주택유형 및 주거지역과 같은 객관적 지위지표를 기준으로 하여 사회경제적 위계를 측정하고 이에 의거 계층을 구분하였다(Liberatos et al., 1988).

상기의 종합적 지표들은 특별한 목적을 위해 고안된 지수로서 일부 장점을 가지고 있지만 실증연구의 적용 시 결함이 큰 것으로 평가되고 있다. 특히 몇 개의 변수들을 연계시켜 산출한 척도의 경우 타당성 측면에서 문제가 많고 각 지수의 척도가 특정 목적을 위해 고안되었기 때문에 연구결과의 비교가 곤란하며 의료불평등의 존재 시 어떤 요인이 가장 큰 영향을 미치고 있는지를 파악하기가 용이하지 않다는 점 등이 대표적으로 지적된다.

이에 비해 앞서 살펴본 단일지표가 몇 가지 제한점에도 불구하고 건강수준 및 의료이용의 불평등 실태를 분석하는 데 활용가치가 더 크다.[25] 그 근거를 살펴보면 다수의 연구에서 결과변수에 대한 연관성이 소득, 직업 및 교육 등의 각 계층변수마다 유사한 양상을 보이는 반면, 이들 계층변수 간에는 상관관계가 낮은 것으로 나타났는데 이는 각 지표가 다른 두 지표와 독립적인 관계 하에서 사회계층의 특정 단면을 측정하는 데 유용함을 입증해주는 것이다. 따라서 불평등의 다차원적 속성을 포괄적으로 평가하려면 종합적 지표를 사용하기보다 가능하면 이들 단일변수를 모두 사용하여 결과변수와의 개별적 연관성을 다양하게 측정하는 것이 중요하고, 더불어 다변량 분석기법을 통해 제 요인을 통제한 상태에서 특정변수가 불평등에 미치는 영향을 심층·분석하는 것이 바람직한 접근방법으로 간주된다.

또한, 사회구조가 복잡하게 분화되고 있는 현대사회에서는 소득, 직업 및 교육 등의 사회경제적 지위변수 이외에 지역, 성, 연령, 가족 수 및 인종과 같은 귀속변수들도 불평등의 중요한 토대가 될 수 있다. 즉 최근의 연구들은 과거의 전통적인 계층모형에서 사회적 보상에 직접적인 영향을 미치는 것으로 간주하지 않았던 귀속변수들을 사회계층의 주요 결정요인으로 취급하고 있는 추세이다(Grabb·양춘 역, 1994; Jeffries and Ransford, 1980). 특히 지역에 기초한 사회계층의 측정수단은 생태학적 오류[26]와 같은 일부 문제점을 차치하면 개별적인 수준에서 간과하기 쉬운 지역사회 수준에서의 불평등 자료를 산출함으로써 이에 기초한 정책적 개입의 근거를 제시할 수 있다는 점에서 중요성이 커지고 있다.

---

25) 1982~85년까지 미국역학회지에서 사회계층변수를 사용한 실증연구들을 검토한 결과 교육수준을 계층변수로 사용한 논문이 전체의 45%를 차지하였고, 다음으로 직업 22%, 소득 15%, 종합적 평가지표를 비롯한 기타 변수가 18%를 점유하는 것으로 나타났다(Liberatos et al., 1988).

26) 생태학적 오류(ecological fallacy)는 분석단위의 문제로서 총체적인 자료(aggregated data)를 사용해 분석한 결과를 토대로 개인적인 행태를 설명하게 될 때 발생하는 오류를 나타낸다.

이에 따라, 본 연구에서는 소득, 교육, 직업 등의 사회경제적 지위변수와 지역변수에 중점을 두고 전반적인 불평등 양상을 포괄적으로 분석할 것이다.

2. 건강수준과 의료필요 측정

건강수준의 구체적인 개념화와 측정을 위한 시도는 많이 이루어져 왔으나 개념의 다차원적 특성과 척도화의 어려움으로 인해 만족할 만한 성과를 거두지는 못하고 있는 실정이다. 현재 건강의 개념으로 가장 광범위한 지지를 얻고 있는 세계보건기구의 정의에 의하면 건강수준의 측정 시 신체적, 정신적 및 사회적 차원을 가능한 한 척도에 반영할 것을 강조하고 있다. 그러나 현재까지 개발된 지표 가운데 이러한 세 가지 차원을 완벽하게 포괄한 척도는 없으며 연구목적에 따라 여러 가지 지표들을 상호보완적으로 사용하여 건강의 다차원적 속성을 구현하는 데 중점을 두는 것이 일반적인 추세이다(Larson, 1991; Fox, 1989; Nelson and Berwick, 1989; Blaxter, 1987).

인구집단의 건강상태는 보건의료의 산출물인 동시에 의료필요의 반영척도로서 양면적인 성격을 지닌다. 즉 건강상태는 의료에 대한 요구정도와 반비례하며 이에 따라 실질적인 측면에서 건강상태의 측정 시 의료필요지표를 이용하게 된다.

인구집단의 건강측정지표는 의료필요의 판단주체에 따라 자신의 건강에 대해 본인이 스스로 평가하는 주관적 지표[27]와 의료전문가에 의해 결정되는 객관적 지표[28]로 구분할 수 있다. 즉 전자는 의료이용자가 비

[27) 본인이 인지한 평소건강상태(self-perceived health), 급·만성 상병의 이환 경험여부, 이로 인한 육체적, 생리적 기능제한(functional limitation) 및 사회적 역할의 제한(role limitation)이 반영된 지표가 이에 속하며 통상적으로 구조화된 설문지를 이용한 가구면접조사를 통해 측정한다.

용지불능력을 고려함이 없이 신체적 이상을 느끼면서 갖게 되는 의료필요(self-perceived need)를 나타내며, 후자는 의료전문가가 현존하는 의료지식에 의거하여 개인이나 집단이 어느 기간에 이용해야 한다고 판단한 필수적인 의료의 양(professionally-defined need)을 의미하는 것이다(Jeffers et al., 1971).[29]

일반적으로 의료필요가 의료이용으로 전환되는 과정에서 개인이 스스로 인지한 건강상태나 실제 이환여부가 의료전문가의 판단 또는 과학적으로 확인된 질병보다도 의료이용 행태에 미치는 영향이 상대적으로 크기 때문에 인구집단의 건강상태 측정 시 객관적 지표보다 각 개인 스스로가 자신의 건강에 대해 판단하는 주관적 지표가 중시되는 경향이다(Hunt et al., 1984).[30]

일반적으로 건강수준의 측정을 위해 가장 많이 사용되고 있는 실질적 지표가 이환율(morbidity), 사망률(mortality) 및 기능상태(functional status) 측정지표[31]이다(Larson, 1991).

---

28) 지역사회의 인구집단을 대상으로 의학적 기준에 의한 조사방법을 통해 산출된 이환율(morbidity rate)과 사망률(mortality rate) 지표가 대표적이다.

29) 일반적으로 주관적 필요와 객관적 필요는 상당부분 일치하나 동일하지는 않다. 양자간에 차이가 발생하는 근본적인 원인은 의료전문가와 일반주민 간의 의료에 대한 지식의 차이, 건강상태와 질병의 중증정도 및 의료서비스의 편익에 대한 인지의 차이에 기인한다. 이러한 잠재적인 의료필요는 비용지불능력을 포함한 사회경제적 요인에 의해 의료수요(medical demand)로 전환하며, 일단 형성된 의료수요는 의료공급과 상호 작용하여 의료이용(medical care utilization)으로 표출되는 과정을 거친다.

30) 건강상태의 측정 시 주관적 지표와 객관적 지표는 각기 장단점을 가지고 있기 때문에 어느 지표가 바람직한가에 대해서는 일치된 의견이 없으며 이는 연구목적과 자료의 수집가능성에 의해 상당부분 좌우된다. 그러나 평등주의적 분배정의의 원칙과 관련한 의료에의 권리적 측면의 강조와 객관적인 의료필요의 측정이 현실적으로 용이하지 않은 점을 고려할 때 주관적 지표에 의한 접근방법이 선호되고 있다(Bradshaw, 1972; Doorslaer et al., 1993).

31) 기능상태지표는 환자의 신체적, 정신적 및 사회적 안녕상태를 측정하는 지표로서 건강의 다차원적인 특성을 포괄하고 점수화를 통해 객관화가 용이

이환상태의 측정을 위해서는 객관적인 기준의 정립이 요구되는데 Blaxter 는 다음과 같이 세 가지 유형의 개념적 기준을 제시하였다(Blaxter, 1989).

첫째는 의학적 모형(medical model)으로서 생리적인 정상으로부터 벗어난 상태를 상병 또는 불건강으로 정의하며 급·만성 상병의 이환여부가 이 지표에 속한다. 둘째는 기능적 모형(functional model) 또는 사회적 상호작용 모형(social-interactional model)을 들 수 있는데 정상적인 일상업무나 역할을 수행하기 힘든 상태를 불건강으로 규정하며 활동제한일수지표 등이 대표적인 예이다. 셋째는 주관적 모형(subjective model)으로 상병여부가 각 개인의 주관적 인지에 의해 결정되고 통상 본인이 보고한 증상경험여부와 평소건강상태(self-assessed health) 등이 해당된다.

건강상태를 측정하는 또 다른 지표인 사망률(mortality)의 경우 단위인구당 일정기간 내 사망수로 표시되며 연령표준화 사망률(age-standardized death rates)과 연령표준화 잠재수명상실년율(age-standardized rates of years of potential life lost) 등 두 가지가 널리 쓰이고 있다 (Kitagawa and Hauser, 1973; Townsend et al., 1982; Pamuk, 1985).

사망에 대한 각종 측정치들은 판정이 명확하고 자료획득이 용이하며 국제적으로 표준화된 양식을 사용한다는 점에서 활용가치가 크다. 특히 국내적으로 시간의 경과에 따른 추세를 분석하고 한 시점에서 각국의 실태를 비교하기에 용이하나, 이환율은 높고 치명률이 낮은 질병에 의한 건강상실을 제대로 반영하지 못하는 단점이 있다.

이에 비해 이환율지표에 의한 건강수준의 측정은 사망자료의 제한점을 보완해 주지만, 이 또한 진단명의 모호성, 상병분류의 차이 등의 제약요인에 의해 객관성이 떨어지는 단점이 있어 일반적으로 양지표를 병행

하다는 점에서 노팅검 건강척도(Nottingham Health Profile)를 비롯한 많은 지표들이 개발되어 사용되고 있으나 사회문화적 환경이 다른 국가에서 이를 응용하기 위해서는 신뢰도와 정확도를 검증한 후 연구목적에 맞게 수정, 보완하는 과정을 거쳐야 하는 제한점 때문에 우리나라에서 실제 적용사례가 많지 않다(Scholten and Weel, 1992).

해서 사용하는 것이 바람직한 것으로 간주된다.

그러나 우리나라의 현실적인 여건상 사회경제적 계층변수와 연관된 사망관련 자료수집체계가 갖추어져 있지 않아 사망률지표는 적용이 힘들고 기능상태 측정지표의 경우 우리나라에서 신뢰도와 정확도가 검증된 척도의 개발이 미미하기 때문에 본 연구에서는 일반적으로 많이 이용되고 있는 주관적 이환율지표를 사용하기로 한다.

3. 의료이용의 측정

의료이용지표는 필요를 고려하지 않은 전통적인 산출지표와 질병의 중증도를 비롯해서 개인의 건강상태의 차이를 감안한 의료필요 반영지표 (need-based use measures) 등 두 가지로 구분 할 수 있다(Aday and Andersen, 1975).

전자의 경우 의료이용경험률, 의사방문횟수, 치료일수, 입원율, 평균재원일수 및 진료비 등과 같이 개인의 의료이용에 관한 결과를 측정하는 지표로서 건강상태의 차이를 감안하지 않고 단순히 의료이용수준(level of utilization)만을 측정할 수 있어 평가수단으로는 매우 제한적인 의미를 지닌다. 따라서 보건의료의 불평등 실태 평가 시 전통적인 의료이용 지표가 지니고 있는 결점을 보완하고 타당성을 제고시키기 위해서는 의료서비스의 이용을 유형, 제공장소, 방문목적 및 이용정도 등에 따라 다양하게 분류하여 분석하는 것이 바람직하다(Aday, 1993).[32]

---

32) 의료이용을 기준에 따라 분류하면, 유형(type)별로는 의사진료, 치과의사 진료, 병원 및 장기요양진료 또는 외래와 입원 등이 속하고 제공장소별로는 보건기관, 의원, 병원 및 종합병원 등이 있으며, 방문목적별로는 예방, 치료 및 재활서비스 그리고 이용정도별로는 접촉여부, 이용량 및 지속성으로 구분할 수 있다. 여기서 의료이용도 측정지표 가운데 진료비는 제공된 모든 서비스의 양적, 질적 내용을 하나의 지표로 나타낼 수 있는 장점

한편, 건강상태는 투입지표로서 의료필요가 큰 계층일수록 의료서비스를 많이 이용해야 하고 특히 지불능력에 관계없이 의료서비스를 이용해야 한다는 사회의 보편적 가치에 의해 서비스 분배의 기준으로서 의료필요의 사용이 정당화 될 수 있다.[33] 의료필요를 반영한 의료이용지표[34]는 기본적으로는 의료필요와 의료이용에 대한 측정치로 구성되는데 이들의 측정방법은 일치된 견해가 없고 연구자가 목적에 따라 실질적 정의(operational definition)를 달리하여 사용하고 있는 실정이다. 현재 Aday와 Andersen이 개발한 의료필요충족도 지표 가운데 이용 – 장애비(use-disability ratio)를 연구목적에 적합하도록 변형하여 사회계층변수와 연계시킨 접근방법이 가장 널리 활용되고 있다(Aday and Andersen, 1975; Kleinman et al., 1981; Davis, 1991).[35]

여기서 의료필요충족도의 산출시 의료이용지표와 필요지표는 가능한 한 세분화시켜 측정하는 것이 불평등의 정확한 양상을 파악하는 데 유리하며 특히 의료필요의 경우 증상의 심각성을 반영하는 지표를 적용하는 것이 사회계층별 증상의 민감도 및 건강상태의 차이에 따른 결과의 오류를 방지하는 데 중요한 것으로 간주된다(배상수, 1992). 또한, 의료이용

이 있고, 이용경험률 및 이용량 지표는 상이한 사회계층별 의료이용행태 및 공급자의 서비스 제공기전에 따른 차이를 일정부분 통제하고 실제 양상을 다양하게 파악할 수 있는 장점이 있으므로 연구목적에 따라 선별적인 적용이 요구된다.

33) 의료필요를 반영한 이용지표는 보건의료서비스가 건강상태와 관련되어 있다는 암묵적 가정에 의해 의료서비스 분배의 형평성을 평가하는 척도로서 정당화된다.

34) 본 연구에서는 이를 의료필요충족도로 지칭하기로 한다.

35) Aday와 Andersen은 이용 – 장애비(use-disability ratio)를 조사기간 중 적어도 1일 이상 상병을 경험한 사람들의 의사방문횟수를 분자로 하고 동일기간 중 조사대상자들이 경험한 상병일수를 분모로 하여 산출하는 것으로 제시하고 있으나, 우리나라의 국민건강조사에서는 의료필요충족도를 의료이용의 필요를 인식한 사람 중에서 약국을 포함하여 치료를 받은 사람의 비율로서 매우 관대하게 정의하는 등 연구자에 따라 실질적 정의를 달리하여 사용하고 있다(송건용 등, 1993).

은 접촉여부와 이용량을 반영하는 지표로 구분하여 접근하는 것이 의료체계 진입단계의 불평등 실태를 비롯해서 진입 이후의 의료이용의 차이에 영향을 미치는 특정변수의 효과를 파악하는 데 유용하다(Birch et al., 1993).[36]

결과적으로 동등한 필요에 따른 동등한 의료이용을 평가하기 위해서는 의료필요를 건강에 대한 인식도 또는 질병의 중증도 차이에 의해 구분한 다음, 이로 인한 의료이용실적을 조사해야만 건강상태의 차이를 통제한 상태에서 사회경제적 변수가 의료이용의 형평성에 미친 순수한 효과를 정확하게 파악할 수 있다.

4. 의료서비스 분배의 불평등 측정방법

의료서비스 분배의 불평등 측정지표는 최소한 다음과 같은 네 가지 조건을 만족시킬 필요가 있다. 첫째, 불평등 양상을 사회경제적인 차원과 연계시켜 분석이 가능해야 하고 둘째, 특정계층에 국한하기보다 모든 인구집단의 실태를 반영해야 하며 셋째, 의료필요 및 이용지표를 연관시킬 수 있어야 하고 마지막으로, 사회경제적 집단별 인구분포의 변화에 민감해야 한다.

이에 따라 불평등 측정수단은 위의 네 가지 조건 가운데 가장 중요한 기준이 되는 사회경제적 차원의 반영여부에 의해 일반적 지표와 사회경제적 지표 등 두 가지 유형으로 분류할 수 있다. 전자는 대상인구집단의 상병 및 의료서비스의 분포상태만을 제시하는 데 중점을 둔 지표이고 후자는 모든 계층을 대상으로 불평등의 실질적 토대가 되는 사회경제적인 차원과 연계시킬 수 있는 지표를 의미한다.

---

36) 외래이용경험률과 입원율을 전자의 대리지표, 의사방문횟수와 재원일수를 후자의 대리지표로 사용할 수 있다.

현재까지 불평등 실태를 측정하기 위한 다양한 접근방법이 제안되고 있으며 이들은 현실의 불평등을 설명하는 데 각기 장단점을 공유하고 있는 것으로 지적된다. 따라서 이들 측정방법 가운데 어떤 수단을 선택할 것인지는 의료서비스의 분배적 형평성에 대한 개념규정과 입장정립을 비롯하여 연구목적 및 자료의 성격 그리고 이와 관련된 제반 측정지표의 전제조건 여하에 따라 결정될 문제이다.

본 항에서는 제2절에서 채택한 형평성의 원칙에 입각하여 이를 적절하게 평가할 수 있는 접근방법을 위주로 살펴본 다음 실증분석에 적용하기로 한다.

4.1. 사회경제적 불평등 측정방법

1) 계층 간 점유율 비교 접근방법(Inter-groups Share Comparison Approach)

보건의료분배의 수평적 형평성 원칙과 관련해서 불평등 양상을 측정하는 데 사용되는 전형적인 수단으로 범위지표를 응용한 것이다. 측정방법의 원리는 각 계층별 필요 대비 의료이용비(the ratio of health services utilization to need)를 산출한 후 이를 비교하여 어떤 계층에 유리한 불평등을 나타내는지를 평가하는 것이다(O'Donnell, and Propper, 1991).

계층 간 점유율 비교방법을 이용한 대표적인 연구로 Le Grand와 Collins-Klein의 연구가 있으며 이들은 보건의료의 불평등 측정방법에서 매우 중요한 의미를 지니므로 방법론상의 차이를 개괄하면 다음과 같다 (Le Grand, 1978; Collins and Klein, 1980).

Le Grand와 Collins-Klein의 접근방법은 유사하지만 의료이용을 필요와 연계시켜 측정하는 문제에서 다소 차이를 보이는데 후자가 전자의 방법론상의 결함을 보완한 것으로 볼 수 있다. 먼저 Le Grand의 방법을 살펴보면, 동일 이환집단 내 개인별 의료서비스의 분배상태를 분석하기보다 각 사회경제군이 총의료비에서 차지하는 의료비 점유율과 총상병자

48

중 해당군의 상병 점유율을 비교하게 된다(Le Grand, 1978). 그 결과 하층집단의 의료이용점유율이 상병점유율보다 낮고 반대로 상층집단의 의료이용점유율이 상병점유율에 비해 높은 양상을 보이면 의료이용의 불평등이 존재하는 것으로 본다.

이러한 접근은 의료서비스 분배의 형평성 측정에서 필요를 반영시킨 진일보한 시도라는 긍정적인 평가를 받고 있으나, 상병을 보고한 모든 사람들의 경우 동등한 필요를 가지며 환자만이 의료서비스를 이용한다는 가정을 전제조건으로 하기 때문에 비판을 받고 있다.[37]

Collins-Klein은 Le Grand방법이 안고 있는 문제점을 시정하기 위해 의료필요를 정상, 급성질환 및 만성질환 등 세 개의 범주로 구분한 다음 각 필요범주 내에서 사회경제적 계층별 의료이용점유율을 비교하는 접근방법을 채택하였다(Collins and Klein, 1980). 즉 이환집단의 전체 의료이용량을 조사하는 것이 아니라 필요에 따라 구분한 각 집단별로 의료이용량을 산출함으로써 실제 의료필요와 연계된 의료이용을 파악하고자 한 것이다.[38] 결국 '동등한 필요에 따른 동등한 이용'이라는 수평적 형평성을 평가하는 데에는 의료필요가 있는 사람들의 의료이용만을 대상으로

---

37) 예컨대 Le Grand의 방법은 '동등한 필요에 따른 동등한 이용'이라는 수평적 형평성을 평가하는 데 주안점을 두고 있는데 만일 이 원칙이 구현되어 동등한 필요를 가진 사람이 동등한 이용을 하게 되면 각 사회경제적 계층별 의료이용 점유율과 필요를 보고한 대상자의 점유비율이 동일한 분포를 보이게 될 것이다. 그러나 이환율의 분포가 일정한 상태에서는 사회경제적 지위가 높은 계층일수록 상병을 보고하지 않은 사람들의 의료이용률이 많기 때문에 필요이용비가 증가되어 결과적으로 상층집단에 유리한 비형평성을 보이게 된다. 즉 환자만이 의료를 이용한다고 가정함으로써 환자와 의료이용집단이 현실적으로 동일하지 않을 때 파생되는 생태학적 오류(ecological fallacy)에 의해 사회경제적 지위가 높은 계층에 유리한 불평등을 보이는 편의(bias)를 초래하는 것이다(Collins and Klein, 1980).
38) 이외에도 방법론적인 측면에서 건강상태와 의료이용의 조사방법 및 측정지표의 선정이 두 연구결과의 차이에 큰 영향을 미치는 것으로 나타났다(O'Donnell and Propper, 1991).

하는 것이 타당하기 때문에 Le Grand의 접근보다 Collins-Klein의 방법이 이 원칙에 보다 충실하다고 볼 수 있다.

이외에도 계층 간 점유율 비교방법의 문제점으로는 첫째, 불평등의 측정 시 최상위집단과 최하위집단 간의 점유율만을 비교하기 때문에 중간계층의 실태가 반영되지 못한다. 둘째, 비교대상 인구집단의 상대적 규모가 고려되지 않고 특히 성, 연령 등의 구성비 차이에 의한 인구학적 요인이 결과에 영향을 미칠 수 있다는 점에서 이를 표준화시키지 않을 경우 해석상의 문제를 초래할 수 있다. 셋째, 상병을 보고한 모든 사람들은 의료필요가 동등한 것으로 가정하고 있으나 질환의 유형 및 중증도에 따라 의료자원의 소비가 다르기 때문에 필요의 차이를 적절하게 보정해 주는 것이 바람직하다(Wagstaff et. al., 1991a).

2) 집중곡선 접근방법(Concentration Curve Approach)

집중곡선(concentration curve)은 로렌쯔 곡선과 산출과정 및 원리가 동일한데 인구집단을 사회경제적 상태에 의해 순위를 매긴 다음 이들 인구집단의 누적비율을 건강 또는 의료이용수준의 누적비율에 대해 표시한 것이다. 이는 계층 간 불평등의 상대적 차이에 중점을 둔 것으로 표준집중곡선(standard concentration curve)으로 지칭되며 여기에 평균보건의료수준을 곱하면 절대적 불평등도의 차이를 나타낼 수 있는 일반집중곡선(generalized concentration curve)이 된다(Wagstaff et al., 1991b).[39]

불평등도를 산출하기 위해서는 〈그림 2-1〉과 같이 이환집중곡선(illness concentration curve)과 의료이용집중곡선(medical care utilization concentration curve) 등 두 가지 유형의 집중곡선이 필요하다. 전자는 횡축에 사회경제적 순위에 의한 인구집단의 누적비율을 순서대로 배열한 다음 종축

---

39) 불평등의 측정 시 평균건강 또는 의료이용수준의 변화에 민감한 지표 즉 절대적 차이에 중점을 두고 분석 시 불평등 기울기지수와 일반집중지수, 상대적 차이에 관심을 가질 경우 불평등 상대지수와 표준집중지수를 산출하는 것이 바람직하다.

에는 상병자의 누적비율을 대응시키고 후자의 경우 종축에 의료이용지표의 누적비율을 대응시켜 구하게 된다.[40]

이환집중곡선의 경우 〈그림 2-1〉에서 보는 바와 같이 만일 상병자가 사회경제적 집단별로 균등하게 분포되어 있으면 대각선과 일치하며 집중곡선이 대각선에서 멀리 떨어져 있을수록 불평등도는 커지게 된다. 이때 집중곡선이 대각선 위에 놓이게 되면 상병자가 낮은 사회경제적 계층에 몰린 상태이고 대각선 아래에 위치하면 높은 사회경제적 계층에 상병자가 집중된 것을 나타낸다.

이환집중곡선을 통해 이환집중지수(illness concentration index)를 산출할 수 있는데 이는 집중곡선과 대각선 사이의 면적을 -2배한 값으로 보통 C_{ill}로 표시되며 건강수준의 불평등 정도를 사회경제적 상태와 체계적으로 연관시켜 측정하는 지수이다. 이론적으로 이환집중곡선이 대각선 아래에 위치할 때 양의 값을 취하게 되고 대각선 위에 집중곡선이 놓일 때는 음의 값을 취한다. 이에 따라 집중지수는 -1에서 +1 사이의 값을 취하는데 전자(-1)는 모든 인구집단의 상병이 경제적으로 가장 열악한 계층에 집중되는 것을 의미하며, 후자(+1)는 가장 부유한 계층의 수중에 놓일 때를 나타낸다.

또한 의료이용집중지수도 이환집중지수와 동일한 방법으로 산출이 가능한데 -1에서 +1 사이에 위치하며 C_{uti}로 표시할 수 있다. 여기서 낮은 사회경제군이 높은 사회경제군보다 의료서비스를 많이 이용할 경우 이용집중지수 역시 대각선 위에 위치하게 된다.

수평적 형평성의 달성 여부는 다음 식과 같이 이들 두지수의 차이를 통해 평가할 수 있는데 일반적으로 Le Grand 유형의 수평적 비형평성 지수로 지칭된다.

---

40) 의료이용집중지수와 이환집중지수는 각각 의료이용과 의료필요측정치를 나타내므로 이들의 차이를 구하면 결국 전체 인구집단의 의료필요충족도 지수가 된다.

$$HI_{LG} = C_{uti} - C_{ill}$$

여기서 Le Grand지수가 양(+)의 값을 가지면 고소득층에 유리한 불평등이 존재하고 음(-)의 값을 보이면[41] 저소득층에 유리한 불평등이 존재하는 것으로 평가할 수 있다.

집중지수의 장점으로는 모든 인구집단의 건강상태를 반영할 수 있고 사회경제적 집단별 인구분포의 변화에 민감하며 특히 사회경제적 수준별로 각 계층의 순위를 부여하기 때문에 보건의료의 불평등을 사회경제적인 차원과 연계시켜 분석이 가능하다.

반면, Le Grand의 점유율 비교방법에서 제한점으로 지적된 바와 같이 의료필요가 없는 사람들의 의료이용을 제외시키지 않을 경우 생태학적 오류에 의해 고소득층에 유리한 불평등 편의(bias)를 초래할 수 있으며, 더불어 성, 연령 등 인구학적 요인의 구성비 차이를 표준화 시키는 문제를 비롯하여 의료필요의 중증도를 보정해 주는 것이 과제로 지적된다.

---

41) 이 경우에는 의료이용집중곡선이 이환집중곡선 위에 위치한다.

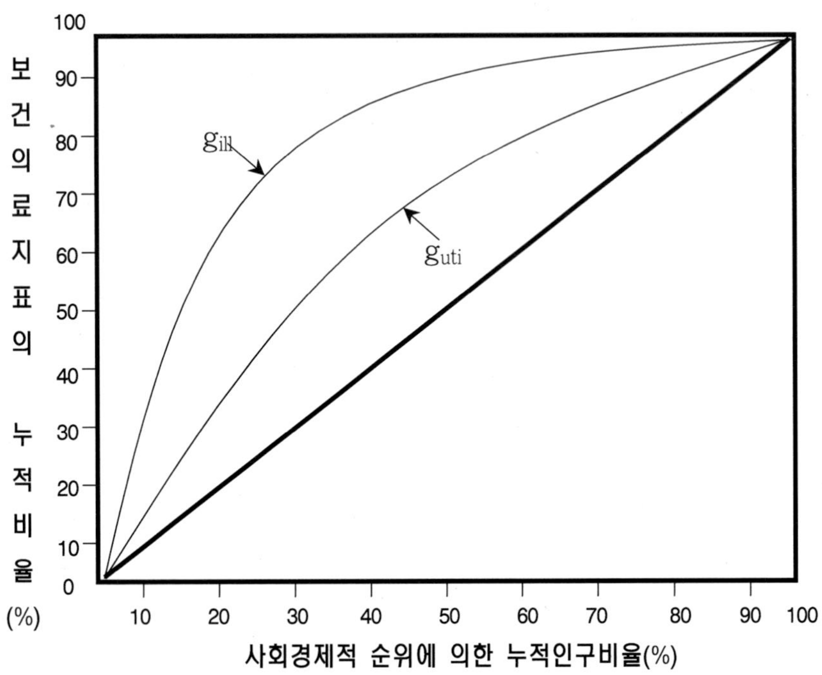

〈그림 2-1〉 이환집중곡선과 의료이용집중곡선

이에 따라 Wagstaff, Van Doorslaer 및 Paci는 표준화 집중곡선 접근
방법(Standardized Concentration Curve Approach)을 제안하였는데, 이
는 의료이용의 형평성이 달성되면 공정한 의료전달체계 하에서 각 사회
경제적 계층별 표준화 의료비지출[42]이 동일할 것이라는 가정에 기초하
고 있다(Wagstaff et al., 1991a). 여기서 산출된 불평등은 동일한 필요도
를 가진 사람들이 제공받는 의료이용량이 그들의 소득 또는 사회경제적
지위에 부분적으로 의존한다는 것을 의미하게 된다.[43]

---

42) 표준화의료비지출이란 각 사회경제적 집단의 의료이용에 영향을 미치는
   성, 연령 및 이환율 분포가 전체 인구집단의 분포와 동일할 때 기대되는
   의료비지출로 정의된다.
43) 이 접근방법 역시 여타 측정지표와 마찬가지로 몇 가지 제한적인 가정을
   수반하고 있다(Wagstaff et al., 1991). 첫째는 총체적인 불평등도의 산출

결론적으로 표준화집중곡선 접근방법과 일반집중곡선 접근방법은 기본적인 원리와 산출과정이 동일하면서 전자가 후자의 제한점을 일정부분 보완한 것으로 볼 수 있다.

5. 의료서비스 분배의 불평등 요인분석

전술한 접근방법들은 기술분석에 의해 계층별 불평등 양상을 파악하거나 불평등도의 측정수단을 통해 가장 공평한 상태를 기준으로 현실의 분배상태가 이에서 벗어난 정도를 측정하는 데 주안점을 두고 있다. 그러나 의료이용의 불평등 실태를 정확하게 파악하기 위해서는 이변량분석 또는 특정변수에 국한된 불평등도 산출 이외에 여타 변수들을 통제한 상태에서 의료이용의 차이에 영향을 미치는 결정요인을 분석하는 것이 중요하다.

우선 단순한 모형을 예로 들면 사회경제적 불평등의 핵심 변수인 소득변수가 의료이용량의 차이에 미친 영향을 검정하는 데 초점을 두는 접근방법이 있다(Wagstaff and Van Doorslaer, 1993; Puffer, 1986). 이 방법은 의료이용지표를 종속변수로 하고 이에 영향을 미치는 가장 기본적인 변수인 성, 연령 및 의료필요변수를 통제한 상태에서 소득변수와 이들 간의 관계를 추정하는 비교적 간단한 회귀분석기법에 속하는 것이다.[44] 그러나 Wagstaff 등의 모형에서는 건강상태와 인구학적 변수만을

에 중점을 두고 있기 때문에 개별 집단의 불평등도에 가중치를 부여하는 문제가 추가적으로 검토되어야 한다. 둘째, 집중곡선이 대각선을 교차할 경우 불평등이 고소득층에 유리한지 아니면 저소득층에 유리한지의 여부를 판단하기 어렵게 된다. 마지막으로 표준화 집중지수는 각기 다른 소득수준에서의 불평등에 대한 가중치 부여를 암묵적으로 전제하고 있으나 집중곡선이 교차하는 경우 이를 정당화하기 위해서는 추가적인 가치판단을 도입할 필요가 있다.

44) Wagstaff 등이 제안한 소득계층별 의료이용의 불평등 모형을 설명하면 다

통제한 상태에서 소득변수가 의료이용의 차이에 미친 영향을 분석하고 있어 결과의 타당성 및 해석에 많은 제한점을 노정하므로 이를 보완할 필요성이 제기되고 있다.

이에 따라 의료이용에 영향을 미치는 제반 변수들을 모두 포함시킨 후 여타 관련 변수들을 통제한 상태에서 주요 사회경제적 변수와 의료필요변수들의 상대적 효과를 분석할 수 있는 다변량회귀분석기법이 적절한 대안으로 간주된다(Broyles et al., 1983; Hayward et al., 1988; Birch et al., 1993).[45]

일반적으로 의료이용과 관련된 보건정책의 형평성 평가에서 Andersen

음과 같다.

$$m_i = \pi_0 + \pi_1 y_i + \pi_2 h_i + \pi_3 x_i + \mu_i \quad \text{전체 인구집단}$$

(m_i: 개인 i의 의료이용 y_i: 소득변수 h_i: 의료필요변수 x_i: 성, 연령 등 인구학적 변수)

$$m_i = \begin{cases} m_p = \alpha_p + \beta_p h_i + \nu_p x_i + \mu_{p_i} & \text{저소득층 집단} \\ m_r = \alpha_r + \beta_r h_i + \nu_r x_i + \mu_{ri} & \text{고소득층 집단} \end{cases}$$

여기서 소득계층은 몇 개의 범주로 세분할 수 있으나 편의상 2개로 구분하기로 한다. 이때 불평등이 존재하지 않는다는 귀무가설은 모든 소득계층에 걸쳐 각 계수들이 동일하다는 결합가설로 나타낼 수 있고 이는 우도비검정법(likelihood ratio test)을 통해 검정할 수 있다. 즉 소득변수가 포함된 전체 대상군에 대해 2단계모형(two-part model)을 적용하여 로그우도값(log-likelihood values)을 산출하고 각 소득계층에 대해서는 소득관련변수를 제외한 후 동일한 방법으로 로그우도값을 산출한다. 이때 전체 대상군의 로그우도값은 각 소득계층의 로그우도값의 합이 되며, 불평등이 존재하지 않는다는 귀무가설하에서 검정통계량(두 모형의 로그우도값 차이의 2배)은 제한모형(restricted model)에서 제한된 모수(parameter)의 수만큼 자유도를 가진 카이자승 분포(χ^2-distribution)를 한다. 최종적으로 각 소득군에서 계산된 로그우도값의 합과 전체 대상집단의 로그우도값을 비교하는 우도비검정법(likelihood ratio test)을 이용하여 가설을 검정하게 된다 (Wagstaff and Van Doorslaer, 1993:70-3).

45) 의료이용에 영향을 미치는 결정요인 및 이들 변수와 의료이용과의 관계에 대해서는 Hulka and Wheat(1985), Muller(1986) 및 Aday(1995)를 참조할 것.

의 행태모형이 몇 가지 결점에도 불구하고 가장 많이 응용되고 있는 실정이다. 즉 모형의 설명력이 낮고 건강행태 및 사회심리학적 변수들을 제외시킨 채 의료필요와 성, 연령 등의 인구학적 변수에 의한 의료이용의 차이를 부각시킨다는 측면에서 비판을 받고 있지만, 한편으로 장애요인의 성격에 따라 의료이용의 형평성 평가 및 정책개입의 근거를 도출할 수 있다는 점에서 적합한 모형으로 인식되고 있다(Davis, 1991; Birch et al., 1993; 송건용 등, 1993).

Andersen의 행태모형은 종속변수인 의료이용 산출변수(outcome variables)와 독립변수로서 성, 연령, 교육 등의 소인성 요인(predisposing factors), 소득, 거주지역, 의료보장 적용여부, 의료보장 유형 및 정기적인 치료원 등의 가능성 요인(enabling factor), 그리고 상병의 이환여부와 중증도를 반영하는 의료필요 요인(need factor)으로 대별된다(Aday, 1993; Andersen, 1995).

독립변수는 보건정책에 의해 변경이 가능한 정책변수(policy variables)와 변경이 불가능한 통제변수(control variables)로 구분할 수 있는데, 대표적인 정책변수로는 소득, 의료보장 적용여부 및 정기적인 치료원 등을 들 수 있고 통제변수에는 성, 연령 및 의료필요지표 등이 속한다. 여기서 의료불평등의 평가변수는 소득, 교육, 직업 및 의료보장 적용여부 등 사회경제적 변수가 되는데 이러한 불평등의 평가변수와 보건정책을 통해 변경이 가능한 정책변수는 별개이며 전자는 후자의 필요조건으로 간주된다(Andersen and Aday, 1978). 결과적으로 의료서비스의 이용여부 및 이용량이 성, 연령 및 의료필요변수가 아닌 소득, 직업, 교육 등의 주요 사회경제적 변수에 의해 설명될 때 의료이용의 불평등이 존재하는 것으로 평가할 수 있으며 이를 도식화하면 〈그림 2-2〉와 같다.

한편, Andersen의 모형에 기초하여 의료이용의 불평등 요인을 분석할 때 기존의 연구에서 고려하지 않고 있으나 개선해야 할 중요한 방법론상의 과제는 두 가지로 요약된다.

첫째는 각 개인이 자신을 의료이용자로 선택하는 과정이 알려져 있지 않기 때문에 의료이용을 하지 않은 사람들을 제외시키고 분석할 경우 표본의 자가선택성 편의(self-selectivity bias)에 의해 결과의 정확도를 저하시킬 수 있다는 점을 지적할 수 있다(Heckman, 1979; Maddala, 1983).

둘째, 의료이용의 불평등 요인을 정확하게 분석하기 위해서는 의료체계 진입단계와 진입 이후로 나누어 접근할 필요가 있으며 이를 위해서는 종속변수를 진입확률을 의미하는 의사방문여부와 진입 이후 이용량의 차이를 나타내는 의사방문횟수로 구분하는 것이 바람직하다(Birch et al., 1993).

여기서 의사방문여부는 이분변수(dichotomous variable)이므로 주어진 독립변수의 조건하에서 특정한 선택이 이루어질 확률을 분석할 때 사용되는 로지스틱(logistic regression model) 또는 프로빗 회귀분석(probit regression model)을 적용하게 된다.

그리고 종속변수가 의사방문횟수와 같이 사건의 수가 포함된 자료일 경우 이산분포에 기초한 포아송회귀분석(Poisson regression)이 대안의 하나가 될 수 있다. 이때 포아송회귀분석의 종속변수는 포아송분포에 의해 산출된 독립적인 사건의 수가 되며 한 사건의 발생이 다른 사건의 발생에 의해 영향을 받아서는 안 된다. 그러나 의료이용횟수는 공급 측 요인에 의해 영향을 받게 되므로 포아송회귀분석의 이용이 적합하지 않게 된다. 포아송분포의 독립성 가정이 위배되는 경우에 음이항모형(negative binomial model)이 포아송모형을 가장 적절하게 대체해 줄 수 있다. 반면, 음이항모형의 경우 표본의 자가선택성 편의(self-selectivity bias)를 보정하지 못하기 때문에 이에 의한 관계의 추정은 편견을 갖게 할 수 있으므로 Heckman(1979)과 Maddala(1983)는 이단계추정법(two-stage estimation)이 이러한 문제점을 극복할 수 있는 적절한 대안이라고 주장하였다(Heckman, 1979; Maddala, 1983).

따라서 본 연구의 실증분석에서는 이와 같은 방법론상의 과제를 해결하는 데 초점을 맞추기로 한다.

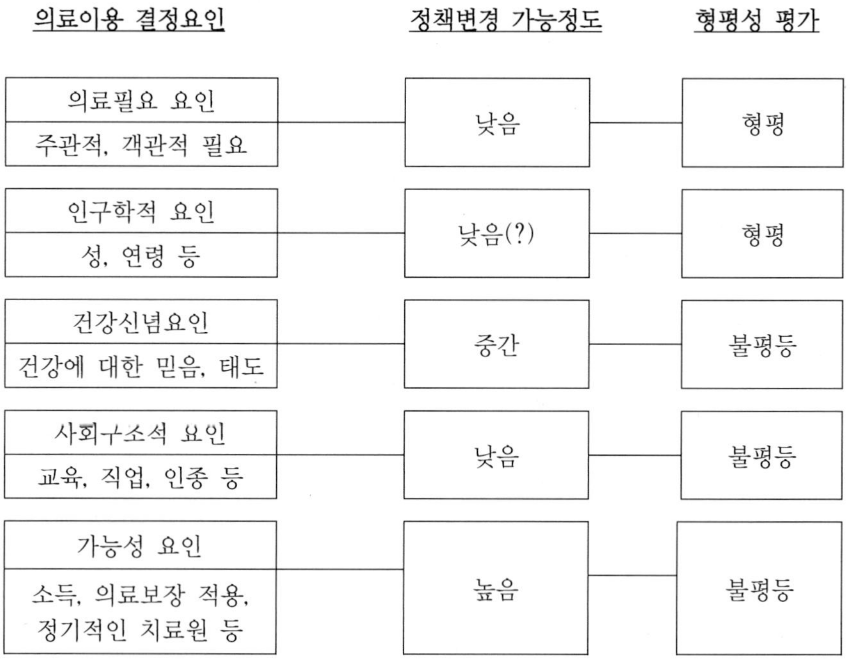

자료: Aday(1993), Andersen(1995)

〈그림 2-2〉 의료접근성의 형평성 평가모형

제3장 실증연구의 설계

제1절 연구모형 및 가설설정

1. 실증연구의 모형

이론적 배경에서 검토한 의료서비스 분배의 형평성 원칙이 우리나라 보건의료현실에 제대로 구현되고 있는지를 실증적으로 분석하기 위해서는 포괄적인 접근을 시도해야 한다. 즉 형평성의 정의가 동등한 의료필요에 따른 접근성의 균등 및 보완적인 관점에서 건강의 평등이 되므로 이와 같이 광범위한 영역을 제대로 평가하려면 불평등의 차원을 전반적인 불평등의 양상, 불평등도 및 불평등 요인으로 구분하여 단계적인 분석을 수행할 필요가 있다(〈그림 3-1〉 참조).

1단계는 불평등의 전반적인 양상을 분석하기 위해 이의 핵심적 토대인 소득, 교육, 직업 및 거주지역 등의 주요 사회경제적 변수를 기초로 건강수준과 의료이용 측면에서 사회계층 간 상대적 차이와 더불어 실제 의료필요에 따른 의료이용이 이루어지고 있는지를 평가하는 데 초점을 두었는데 이는 대다수의 보건의료 불평등 연구에서 기본적인 접근방법으로 채택되고 있다(Black et al., 1982; Whitehead, 1988; Fox, 1989; Feinstein, 1993; Krieger and Fee, 1994).

2단계는 상병 및 의료서비스가 얼마나 고르게 분배되어 있고 가장 평등한 상태를 기준으로 어느 계층에 유리한 분배상태를 나타내고 있는지를 파악하기 위해 불평등의 정도(the extent of inequality)를 일목요연하게 보여주는 불평등도지수를 핵심변수인 소득수준과 연계시켜 산출하였다. 불평등의 계량화는 지속적인 관찰을 통해 연도별 추이 분석이 가능하고, 불평등 요인에 의한 영향의 정도를 측정할 수 있으며, 국가별 비교를 통해 국제적으로 어느 정도의 위치를 점유하고 있는지에 대한 파악이 용이하다는 점에서 형평성 평가연구에 많이 사용되고 있다(Le Grand, 1978; Van Doorslaer and Wagstaff, 1992).

3단계에서는 불평등의 결정요인을 분석할 목적으로 의료이용을 의료체계 내의 진입단계와 진입 이후로 구분하여 접근하였다. 일반적으로 사회계층 간 의료이용의 차이를 설명하기 위한 시도는 Andersen의 행태모형을 비롯해서 사회심리학적 모형, 문화적 모형 및 사회통합모형 등 여러 가지가 제안되고 있으나 완벽한 접근방법은 없는 실정이다(Andersen, 1995; Aday and Andersen, 1975; Anderson and Bartkus, 1973; 배상수, 1993; 문창진, 1990). 이는 모형 자체의 불완전성도 있지만 조사의 제반 여건을 포함한 분석방법상의 오류에 상당부분 기인하고 있어 연구목적에 따라 적절한 모형의 구성이 요구된다.

본 연구의 3단계 접근은 보건정책의 형평성 평가 분야에서 가장 많이 응용되고 있는 Andersen의 행태모형을 수정하여 〈그림 3-1〉과 같이 설명변수들을 인구학적 요인, 사회경제적 요인 및 의료필요 요인으로 재구성하고 종속변수로는 진입확률을 나타내는 의사방문유무와 진입 이후 이용량의 차이를 대변하는 의사방문횟수 지표를 채택하였다. 여기서 의료이용의 차이가 성, 연령 및 의료필요변수가 아닌 소득, 교육, 의료보험유형 등의 주요 사회경제적 변수에 의해 설명될 때 접근성의 불평등이 존재하는 것으로 평가할 수 있다.

2. 가설설정

실증분석을 통해 검증하게 될 가설은 두 가지 유형으로 분류할 수 있으며,[46] 먼저 건강수준의 불평등에 대한 가설은 다음과 같다.

가설 1: 전 국민의료보험이 시행되고 있는 현 시점에도 사회계층별 건강수준의 차이가 존재하며, 사회계층이 낮을수록 건강수준이 낮다.[47]

가설 1-1: 사회계층별로 이환율에 차이가 있어, 사회계층이 낮을수록 이환율이 높다.

가설 1-2: 사회계층별로 활동제한일수에 차이가 있어, 사회계층이 낮을수록 활동 제한이 많다.

가설 1-3: 사회계층별로 본인평가 건강상태에 차이가 있어, 사회계층이 낮을수록 본인평가 건강상태가 좋지 않다.

---

46) 불필요한 의료이용과 의사의 유인수요를 비롯한 의료공급자의 행태에 의한 의료이용의 차이는 본 연구의 범위를 벗어나므로 고려하지 않기로 한다.
47) 여기서 사회계층은 불평등의 주요 사회경제적 평가변수인 소득, 교육, 직업 및 거주지역을 의미함.

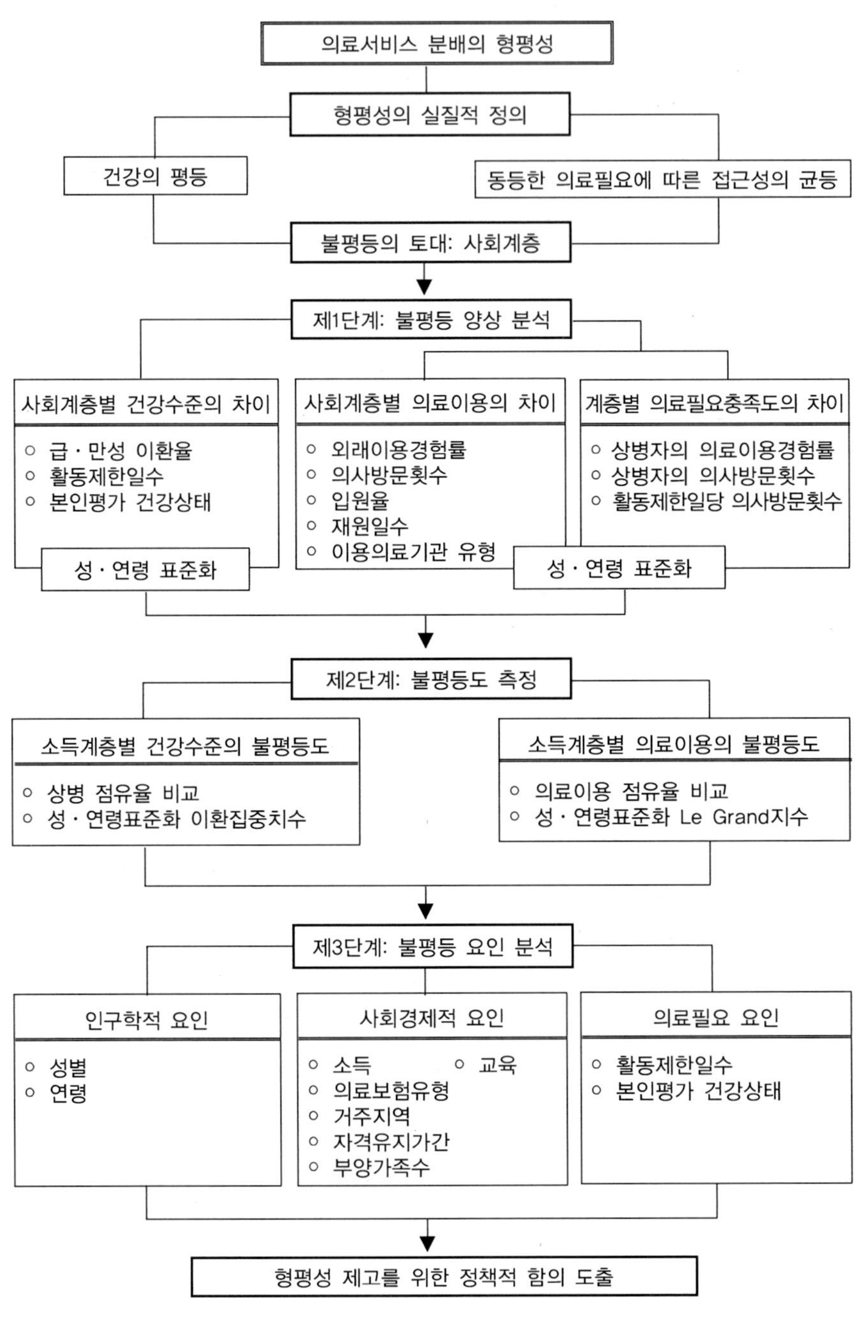

〈그림 3-1〉 본 연구의 분석모형

또한, 의료이용의 형평성에 대한 가설은 크게 세 가지로 설정하였다.

가설 2: 전 국민의료보험이 시행되고 있는 현 시점에도 사회계층별
       의료이용의 차이가 존재하며, 사회계층이 낮을수록 의료이용
       수준이 낮다.

가설 2-1: 의료보험 가입기간이 길수록 의료이용도 많아지므로 동일
         한 조건하에서는 직장의료보험적용자의 의료이용이 지역의
         료보험적용자보다 많다.

가설 2-2: 사회계층별 의료이용량의 차이뿐만 아니라 의료서비스의
         질적 차이도 존재하며, 사회계층이 낮을수록 질이 낮은 진
         료서비스를 이용한다.

가설 3: 전 국민의료보험이 시행되고 있는 현 시점에도 사회계층별
       의료필요충족도의 차이가 존재하며, 사회계층이 낮을수록 의
       료필요충족도가 낮다.

가설 3-1: 동일한 조건하에서는 직장의료보험적용자가 지역의료보험
         적용자보다 사회계층별 의료필요충족도의 차이가 작다.

가설 3-2: 동일한 조건하에서는 급성질환보다 증상의 심각성이 크지
         않은 만성질환에 대한 사회계층별 의료필요충족도의 차이
         가 크다.

가설 3-3: 동일한 조건하에서는 의료필요가 높은 데 비해 경제적 능
         력이 취약한 노인계층의 의료필요충족도가 가장 낮다.

가설 4: 전 국민의료보험이 시행되고 있는 현 시점에도 사회경제적 요
       인이 여타 변수보다 의료이용의 차이에 미치는 영향이 상대적
       으로 크다.

제2절 변수의 선정과 측정방법

　본 연구에 사용된 주요 변수의 종류 및 측정방법은 〈표 3-1〉과 같다.

　먼저, 종속변수인 의료이용지표의 경우 측정기간 동안 조사대상자가 이용한 모든 보건의료기관의 실적을 포함하였고 유형, 장소 및 목적에 따라 세분화시켰다. 이 가운데 의료서비스 분배의 형평성 평가목적상 약국이용실적은 의료이용수준을 분석하는 산출지표에서 제외시켰으며, 다만 이용의료기관의 유형을 분석하는 데만 포함시켜 의료서비스의 질을 평가하는 제한적인 용도로 사용하였다. 의료서비스는 외래와 입원으로 구분한 다음 외래의 경우 이용경험률, 방문횟수 및 이용의료기관 유형, 그리고 입원진료는 입원율, 재원일수 및 이용의료기관 유형 등을 측정하였다. 여기서 지출의료비는 자료의 수집여건상 1개 직장조합에 한해 만성상병자의 1년간 보험급여비 지출실적을 조사하여 분석에 적용하였다.

　의료필요변수의 경우 대상자의 건강수준을 의미하며 판단주체에 따라 주관적 지표와 객관적 지표로 분류할 수 있는데 본 연구에서는 상병의 이환여부 및 중증도에 초점을 맞춰 전자를 조사하였다. 측정기간은 급성상병의 경우 조사시점 전 한 달 동안이며 만성상병은 조사시점 전 1년간을 적용하였다. 구체적인 측정방법을 보면,『각 개인이 설문조사 시점 전 한 달 동안 아프거나 사고 등으로 인하여 불편한 상태』를 기준으로 급성상병 의료필요를 도출하였고, 이로 인해 와병 또는 활동제한을 경험한 일수를 가지고 활동제한일수로 정의하는 한편, 조사시점 전 1년 동안 3개월 이상 오래되거나 자주 재발하는 만성질환의 이환유무와 본인이 평소 자신의 건강상태에 대해 어떻게 평가하고 있는지를 측정하였다.[48]

---

48) 이러한 지표를 Blaxter모형과 연계시키면 본인이 보고한 급·만성 상병의 이환유무가 의학적 모형에 속하고 활동제한일수의 경우 기능적 모형으로 분류할 수 있으며 본인 평가 건강상태는 주관적 모형에 해당된다. 여기서 활동제한일수는 의료필요의 중증도(severity)를 보정하는 데 유용한 지표이다.

다음으로 인구학적 변수는 조사대상자의 성과 연령으로 후자의 경우 의료이용도의 차이를 감안하여 4등급으로 구분하였다. 직장조합의 피보험자와 지역조합의 세대주를 대상으로 한 본 조사의 특성상 19세 이하의 연령층은 제외되었다.

사회경제적 변수에는 의료이용의 불평등을 평가하는 주요 변수인 조사대상자의 직업, 학력, 소득 및 의료보험유형 등을 포함시켰는데 특히 본 조사가 가구가 아닌 개인을 분석단위로 선정하였기 때문에 조사대상자의 사회경제적 지위를 정확하게 반영할 수 있도록 유의하였다. 특히 소득변수의 경우 월평균 개인소득을 13개 범주로 유형화하여 조사한 뒤 의료보험료 부과자료와 비교함으로써 측정에 정확성을 기하였으며, 분석 편의상 5개 범주로 구분하였다(부록의 설문서 참조). 또한, 교육수준은 일반적인 측정방법에 의거 국교 이하, 중졸, 고졸 및 대학교 이상 등 4등급으로 유형화하였다. 직업변수의 경우 〈부록 1〉의 설문서에서 보는 바와 같이 조사대상자의 특성상 피고용자와 자영자의 직업분류기준을 다르게 적용하여 측정한 뒤 5등급으로 구분하였다.

이와 더불어 거주지역, 자격유지기간 및 부양가족수 등을 사회경제적 변수에 포함시켰는데 거주지역의 경우 현재 살고 있는 지역을 기준으로 도시와 농촌으로 구분하였고, 자격유지기간은 보험제도에 가입한 이후 조사시점까지의 기간을 측정하였으며 부양가족수는 현재 함께 동거하고 있는 부양자수를 조사하여 분석에 사용하였다.

여기서 의료필요 및 의료이용에 관한 내용은 개인의 속성에 해당되고 사회계층은 이들 개인적 속성의 집합체이므로 분석단위는 개인이 된다.

〈표 3-1〉 본 연구에 사용된 주요 변수와 측정[1]

변 수			측 정
의료이용 변수	외래	외래이용경험률	○ 측정기간 중 상병으로 인한 보건의료기관 외래 방문 여부(약국 제외) ○ (외래방문경험자수/조사대상자수)×100
		의사방문횟수	○ 측정기간 중 상병으로 인한 보건의료기관 외래 방문 횟수(약국 제외) ○ (외래방문횟수/조사대상자수)×100
	입원	입원율	○ 측정기간 중 상병으로 인한 의료기관 입원경험 유무 ○ (입원경험자수/조사대상자수)×100
		재원일수	○ 측정기간 중 상병으로 인한 의료기관 재원일수 ○ (총재원일수/조사대상자수)×100
	이용의료기관 유형		외래: 약국, 의원급(보건기관, 한의원 포함), 병원 입원: 의원급(보건기관 포함), 병원(한방, 치과병원 포함), 종합병원
	보험급여비[2]		1년 동안 의료보험조합에서 지급받은 급여비의 총액
의료필요 변수	급성상병 이환여부		설문조사 시점 전 한 달 동안 상병 이환여부
	급성활동제한일수		설문조사 시점 전 한 달 동안 상병으로 인하여 평소에 하던 업무나 활동에 지장을 받은 일수 (와병일수 포함)
	만성상병 이환여부		설문조사 시점 전 1년 동안 3개월 이상 지속되거나 자주 재발하는 만성상병 이환여부
	본인평가 건강상태		본인의 주관적 판단에 의한 평소 자신의 건강상태 평가 아주 건강, 건강, 보통, 불건강, 아주 불건강 등 5점 척도로 조사한 후, 아주 건강과 건강은 건강, 나머지는 불건강으로 이분함

변　　수		측　　정
인구학적 변　　수	성	남성과 여성으로 구분
	연령	의료이용도의 차이를 감안하여 20~29세, 30~44세, 45~ 59세, 60세 이상으로 구분
사　회 경제적 변　수	직업[3]	직장보험: Ⅰ 생산직 Ⅱ 서비스직 Ⅲ 중간관리직, 사무 직 Ⅳ 전문직 Ⅴ기업주, 임직원 및 관리직 지역보험: Ⅰ 기타 Ⅱ 농어민 Ⅲ 생산직 Ⅳ 판매·서비 스직 Ⅴ 전문직
	교육수준	국교 이하, 중학교, 고등학교, 대학교 이상으로 구분
	소득 — 개인소득	월평균소득을 30만 원 미만, 30~60만 원 미만, 60~90만 원 미만, 90~120만 원 미만, 120만 원 이상 5등급으로 구분
	소득 — 보험료	직장보험: 표준보수등급의 상대적인 분포에 따라 5등급 구분
	의료보험유형	조사대상자가 가입한 의료보험제도에 따라 직장의료보험 적용자와 지역의료보험적용자로 구분
	거주지역	현재 거주지역에 의거 농촌과 도시로 구분
	자격유지 기　　간	조사대상자가 의료보험에 가입한 이후 조사시점까지의 기간
	부양가족수	조사대상자가 현재 동거하고 있는 부양가족수

주1) 직장의료보험은 피보험자, 지역의료보험은 세대주를 대상으로 조사하였음.
　2) 제3지구 직장조합의 피보험자에 한해 측정하였음.
　3) 상세한 분류내용은 〈부록 1〉의 설문조사표 참조.

제3절 조사대상 및 자료수집

　　실증연구의 조사대상은 전 국민의료보험이 시행되고 있는 제도적 여건을 감안하여 의료보험 피보험자로 하였다. 즉 현행 의료보험제도의 경우 가입자의 직업 성격에 따라 자영업자와 피고용자로 대별할 수 있고

'94년 말 현재 공·교 보험을 제외한 직장 및 지역의료보험 가입자가 전체 의료보험인구의 89%를 차지하는 것으로 나타났다(의료보험연합회, 1995). 이에 따라 직장 및 지역의료보험 피보험자가 전체 의료보험적용자의 특성을 대변하는 것으로 볼 수 있어 이들을 조사대상으로 국한시켰다. 조사의 편의상 일반가구조사와는 달리 가족 전체를 대상으로 하지 않고 전자의 경우 세대주, 후자는 피보험자를 조사하였다.

자료수집은 의료보험연합회의 협조를 얻어 직장 및 지역의료보험 가입자의 전국적 현황과 가장 유사한 분포를 보이는 의료보험조합 가운데 직장 3개 조합과 지역 5개 조합을 임의로 표본추출한 다음 조사를 실시하였다. 조사도구는 일단 구조화된 설문지를 개발한 후, 대상조합 가운데 서울 제3지구 의료보험조합의 피보험자 70명을 대상으로 두 차례에 걸쳐 예비조사를 실시한 다음 그 결과를 기초로 보완한 최종설문서를 이용하였다.

조사기간은 1994년 10월 1일부터 10월 31일까지 한 달 동안이고 구체적인 조사방법은 다음과 같다. 직장조합의 경우 서울 제3지구, 강원 제1지구 및 전북 제2지구 등 3개 조합을 선정한 후 각 조합에 속한 사업장의 일련번호에 의거 5번 단위로 대상사업장을 추출하였으며 상실사업장은 다음번호로 하였다. 선정된 사업장의 피보험자 가운데 의료보험증의 짝수번호를 최종적인 조사대상자로 선택하였다. 면접조사원은 해당직장조합의 조합직원들을 교육시킨 후 활용하였으며 훈련된 조합직원들이 개별 사업장을 방문하여 직접면접을 통해 설문조사를 실시하였다. 설문지 내용 가운데 자료의 정확도와 신뢰도를 제고시키기 위해서 조사대상자의 인적사항은 조합의 전산자료에 의거 작성하였고 특히 여타 조합에 비해 전산화가 잘 되어 있는 서울 제3지구의 경우 조사대상자의 응답내용을 의료이용 전산입력 자료와 비교하여 정확한 내용을 입력하였으며 추가적으로 1993년 1년간의 의료이용실적을 별도로 포함시켜 분석에 활용하였다.

다음으로 지역조합은 성남시 중원구와 수정구, 청주시 등 3개 도시지역조합과 충남 예산군, 강원도 춘천군 등 2개 농촌지역조합을 선정한 후, 집락표본추출방법으로 대상지역의 「동」을 추출하고 다시 계통표본추출 방법에 의거 의료보험증의 짝수번호를 가진 세대주를 최종조사대상자로 선택하였다. 조사는 직장조합과 마찬가지로 지역조합의 직원을 훈련시켜 조사원으로 활용하였으며 가정을 직접 방문하여 면접조사를 실시하였다. 이 과정에서 대상자가 부재중인 경우 지역보험이 적용되는 옆집을 조사 하는 것을 원칙으로 정했다.

최종적으로 조사 완료된 표본 수는 〈표 3-2〉와 같다.

〈표 3-2〉 본 연구의 조사대상 의료보험조합과 표본조사수

조 합		연도말 적용인구('93년 말)		표 본 조사수[2]
		피보험자수	피부양자수 또는 세대수[1]	
직장조합	계	109,709	213,241	5,785(5.3)
	서울3지구	54,402	102,389	2,395(4.4)
	강원1지구	27,670	55,119	1,695(6.1)
	전북2지구	27,637	55,733	1,695(6.1)
지역조합	계	665,941	199,893	4,850(0.7)
	청 주 시	203,857	60,395	1,170(0.6)
	성 남 시 중 원 구	215,409	65,785	1,207(0.6)
	성 남 시 수 정 구	155,686	48,331	1,137(0.7)
	충 남 예 산 군	67,614	18,549	643(1.0)
	강 원 도 춘 천 군	23,375	6,833	693(3.0)

주1) 직장조합은 피부양자수, 지역조합은 세대수를 나타냄.
  2) ( )는 해당조합의 피보험자수 가운데 표본조사수가 차지하는 비율임.

제4절 분석방법

이론적 배경에서 검토한 방법론을 기초로 실증연구모형의 접근 단계에 따라 적용시킬 분석방법이 〈표 3-3〉에 제시되어 있으며 구체적으로 살펴보면 다음과 같다.

첫째, 전반적인 불평등 양상의 분석을 위해 의료필요, 의료이용 및 의료필요충족도지표를 주요 사회계층변수와 연계시켜 기술통계량을 산출한 다음, 이들 지표의 계층 간 평균차이는 분산분석(ANOVA), 변수 간의 유의성 검정은 피어슨 카이자승검정을 적용하였다. 이와 함께 모든 이환율 및 의료이용지표에 대해 가장 큰 영향을 미치는 중요한 변수인 성과 연령을 표준화시킨 결과를 병행, 제시하였다. 여기서 표준화는 각 계층의 성, 연령분포를 전체 조사대상집단의 성 연령분포와 일치시킨 상태를 의미하며 본 연구에서는 직접표준화방법을 채택하여 다음과 같은 공식에 의거 산출하였다.[49]

$$\text{이환율 표준화 공식:} \quad \sum_j \sum_k \frac{b_{ijk}}{n_{ijk}} \times \frac{(n_{i..})(n_{.jk})}{N} \, \forall i$$

b_{ijk}: i번째 소득계층, j번째 연령계층, k번째 성별 계층에 속하는 상병을 보고한 인구수

n_{ijk}: i번째 소득계층, j번째 연령계층, k번째 성별 계층에 속하는 인구수

$n_{i..}$: i번째 소득계층에 속하는 인구수

$n_{.jk}$: j번째 연령계층, k번째 성별 계층에 속하는 인구수

N: 전체 표본인구수

---

49) 연령의 구간은 20~29세, 30~44세, 45~59세, 60세 이상 네 개 계층으로 구분한 뒤 각 연령구간을 성에 따라 두 계층으로 구분하였으며 이에 따라 전체 연령과 성에 대한 계층은 8개 구간이 되었음.

$$\text{의료이용 표준화 공식:} \quad \sum_{j}\sum_{k}\frac{a_{mijk}}{n_{mijk}}\times\left(\frac{n_{m.jk}}{N}\right)\forall i$$

a_{mijk}: m번째 상병집단, i번째 소득계층, j번째 연령계층, k번째 성별 계층에 속하는 사람의 의료이용량

n_{mijk}: m번째 상병집단, i번째 소득계층, j번째 연령계층, k번째 성별 계층에 속하는 인구수

$n_{m.jk}$: m번째 상병집단, j번째 연령계층, k번째 성별 계층에 속하는 인구수

N_m: m번째 상병집단에 속하는 인구수

한편, 의료필요충족도 평가는 Aday와 Andersen(1975)의 이용장애비 (use-disability ratio)를 응용하여 다음과 같이 세 가지 유형의 지표를 선정한 후 분석에 적용하였다.

○ 상병자의 의료이용경험률＝상병이환자 중 의료이용경험자/측정기간 동안 상병이환자

○ 상병자의 의료필요충족도＝상병이환자의 의사방문횟수/측정기간 동안 상병이환자

○ 활동제한일당 의료필요충족도＝상병이환자의 의사방문횟수/측정기간 동안 상병이환자가 경험한 활동제한일수(와병일수포함)

둘째, 불평등도의 산출에 있어서는 Le Grand 접근방법의 단점을 보완하기 위해 각 소득계층의 성과 연령 구성비를 전체 조사대상집단의 분포와 일치시킨 성·연령 표준화 집중곡선 접근방법을 채택하였다. 이는 일반집중곡선 접근방법의 단점을 보완하고 Wagstaff 등이 제안한 표준화 집중곡선 접근방법의 장점을 일부 수용한 것으로서 의료필요와 이용지표의

성, 연령별 구성비를 표준화 시킨 점 이외에 기본적인 원리와 결과해석은 이론적 배경에서 검토한 집중곡선 접근방법과 같다(제2장의 4.1 참조).[50]

성·연령 표준화 이용집중지수에서 성·연령 표준화 이환집중지수를 뺀 값이 성·연령 표준화 Le Grand 지수로서, 이는 전체 집단의 소득계층별 의료이용의 불평등도가 되며 양(+)의 값을 가지면 고소득층에 유리한 불평등, 음(-)의 값을 보이면 저소득층에 유리한 불평등이 존재하는 것으로 볼 수 있다.

셋째, 여타 변수들을 통제한 상태에서 의료이용의 불평등 요인을 파악하기 위해 다변량회귀분석을 수행하였다. 그런데 의료이용의 불평등 요인을 정확하게 추정하기 위해서는 의료이용량의 차이뿐만 아니라 의료체계 진입단계에서 이용확률에 영향을 미치는 요인을 함께 분석하는 것이 바람직하다. 이에 따라 의료체계 진입확률을 의미하는 의사방문여부와 진입 이후 의료이용량의 차이를 나타내는 의사방문횟수를 종속변수로 하여 본 연구의 의료이용모형을 적합시켰다.

분석방법 측면에서 종속변수가 의사방문여부인 경우 주어진 독립변수의 조건하에서 특정한 선택이 이루어질 확률을 분석할 때 사용하는 로지스틱 회귀분석(logistic regression analysis)을 적용하는 것은 별 문제가 없으나, 종속변수가 의료이용량일 때 기존의 포아송회귀분석이나 최소자승법의 적용은 의료이용자에 대한 표본 분석 시 내재하는 자가선택성 편의(self-selectivity bias)를 해결하지 못하는 제한점을 지니고 있기 때문에 이를 보정하지 않을 경우 분석결과의 정확도 측면에서 많은 문제점을 내포하게 된다. 이에 따라 본 연구에서는 표본의 선택성 편의 보정모형(selection bias correction model)을 채택하여 일단계로 전체 조사대상자를 대상으로 probit 분석을 통해 보정인자(correction factor)인 lambda (λ)[51]를 추정한 다음, 이단계로 의료이용자의 의사방문횟수를 종속변수

---

50) 이환 및 이용집중지수를 산출하는 계산공식은 일반 로렌쯔 곡선에 의한 Gini 계수 산출방식과 동일하며 구체적인 산출방법은 〈부록 2〉에 제시되어 있음.

로 하여 최소자승법을 수행하는 이단계추정법(two-stage estimation)을 적용하였으며 통계프로그램은 LIMDEP Package를 사용하였다.

〈표 3-3〉 본 연구의 분석방법

접근단계	분석내용	분석방법
1단계	불평등 양상분석	○ 기술통계량 분석 ○ 피어슨 카이자승검정(Pearson's chi-square test) ○ 분산분석(ANOVA)
2단계	불평등도 측정	○ 성·연령 표준화 이환집중곡선: 성·연령 표준화 이환집중지수(C_{ill+}) ○ 성·연령 표준화 이용집중곡선: 성·연령 표준화 이용집중지수(C_{uti+}) ○ 성·연령 표준화 Le Grand 집중지수(HI_{LG+})
3단계	불평등 요인분석	○ 로지스틱 회귀분석(logistic regression analysis) ○ 이단계 회귀분석(two-stage estimation)

---

51) λ변수의 유의성은 자가선택성에 대한 보정이 통계적으로 의미가 있는지를 나타내는 지표가 된다.

제4장 실증분석 결과

제1절 조사대상자의 일반적 특성

1. 조사대상자의 사회인구학적 특성별 분포

직장의료보험의 피보험자 5,785명과 지역의료보험의 세대주 4,850명을 표본선정하여 조사한 대상자의 사회인구학적 특성별 분포 현황은 〈표 4-1〉과 같다. 먼저 성별로는 남성이 전체 대상자의 71.7%, 여성이 28.3%를 차지하고 있고, 지역의료보험 가입자가 직장에 비해 남성의 구성비가 상대적으로 높게 나타났다. 연령별로는 30~44세가 가장 많아 전체의 41.7%였으며, 지역의료보험이 상대적으로 노령화된 연령분포를 보이고 있다.[52]

소득계층의 경우 월 개인소득이 30~60만 원 미만인 가입자의 비율이 가장 높았고, 지역의료보험은 비교적 고른 소득분포를 나타낸 반면, 직장보험은 저소득층의 구성비가 상대적으로 높았다. 교육수준을 보면 전체적으로 고졸 학력이 가장 많았으며, 직장의료보험이 지역의료보험보다 상대적으로 고학력의 비율이 높게 나타났다. 직업별 분포에 있어서는 현행 보험제도가 피고용자와 자영자로 분리, 운영되고 있는 점을 고려하여

---

[52] 이를 '94년 말 현재 직장 및 지역의료보험 피보험자의 성별, 연령별 구성비와 비교하면 다음 표와 같다(의료보험연합회, '94의료보험통계연보). 전체적으로 조사표본의 남성비율이 상대적으로 높고 특히 지역의료보험 대상자의 경우 여성의 조사표본이 모집단에 비해 현저하게 낮은 것으로 나타났다. 연령별 분포에 있어서는 지역의료보험 대상자의 20~29세 연령층이 모집단과 비교할 때 약간 낮은 점을 제외하고 대체로 유사한 경향을 보여주고 있다.

각기 다른 분류기준을 적용하였는데 보험제도 간 비교는 주로 공통된 직종인 생산직, 서비스직 및 전문직에 국한하였다. 직장의료보험의 경우 생산직 종사자의 비율이 가장 높아 35.7%를 차지하고 있고, 지역의료보험은 판매·서비스직 종사자의 구성비가 압도적으로 높은 데 비해 양 보험 공히 전문직을 비롯한 상위계층의 비중이 상대적으로 낮은 비중을 보이고 있다.

구 분		계		직장의료보험		지역의료보험	
		모집단	표본	모집단	표본	모집단	표본
성 별	남 성	55.8	71.7	74.6	61.3	48.9	84.5
	여 성	44.2	28.3	25.4	38.7	51.1	15.5
연 령	20~29세	29.1	27.6	36.9	42.0	26.2	9.9
	30~44세	41.2	41.7	43.3	39.2	40.5	44.9
	45~59세	20.7	22.8	17.7	16.9	21.8	29.9
	60세 이상	9.0	7.9	2.2	1.9	11.5	15.3
계		100.0	100.0	100.0	100.0	100.0	100.0

〈표 4-1〉 조사대상자의 사회인구학적 특성별 분포

변 수	범 주	전 체		직장의료보험		지역의료보험	
		실수	구성비	실수	구성비	실수	구성비
성 별	남성	7,504	71.7	3,535	61.3	3,969	84.5
	여성	2,963	28.3	2,235	38.7	728	15.5
연 령	20~29세	2,889	27.6	2,424	42.0	465	9.9
	30~44세	4,373	41.7	1,261	39.2	2,112	44.9
	45~59세	2,385	22.8	975	16.9	1,410	29.9
	60세 이상	830	7.9	109	1.9	721	15.3
소 득	30만 원 미만	854	8.3	235	4.2	619	13.4
	30~60만 원 미만	3,027	29.6	2,310	41.2	717	15.5
	60~90만 원 미만	2,936	28.7	1,630	29.1	1,306	28.2
	90~120만 원 미만	1,890	18.5	831	14.8	1,059	22.9
	120만 원 이상	1,522	14.9	596	10.6	926	20.0
교 육	국교 이하	1,905	18.3	431	7.7	1,474	30.4
	중졸	1,511	14.5	723	13.0	788	16.3
	고졸	5,070	48.6	3,083	55.3	1,987	41.0
	대졸 이상	1,937	18.6	1,340	24.0	597	12.3
직 업1)	I			2,052	35.7	720	16.0
	II			1,320	22.9	993	22.0
	III	-	-	2,039	35.4	538	11.9
	IV			180	3.1	2,035	45.2
	V			161	2.8	221	4.9
거주지역	농촌	2,419	23.0	1,123	19.5	1,296	27.2
	도시	8,089	77.0	4,628	80.5	3,461	72.8
자격유지 기 간	1년 미만	2,128	20.6	1,389	24.1	739	16.2
	1~2년 미만	1,909	18.5	1,195	20.7	714	15.6
	2~5년 미만	2,902	28.1	1,755	30.5	1,147	25.1
	5~10년 미만	2,942	28.5	974	16.9	1,968	43.0
	10년 이상	454	4.4	449	7.8	5	0.1
부 양 가족수	2명 이하	4,254	42.1	2,944	56.0	1,310	27.0
	3~4명	4,251	42.1	1,795	34.2	2,456	50.7
	5명 이상	1,586	15.7	513	9.8	1,073	22.2
계		10,635	100.0	5,785	100.0	4,850	100.0

주1) 직장보험: I 생산직 II 서비스직 III 중간관리직, 사무직 IV 전문직 V기업주, 임직원 및 관리직.

　　　지역보험: I 기타 II 농어민 III 생산직 IV 판매·서비스직 V 전문직.

　2) 전체 조사대상자의 합계와 각 사회인구학적 변수의 합계 차이는 frequency missing임.

대상자의 거주지역별 현황을 보면, 도시지역이 전체의 77.0%로 농촌지역에 비해 압도적으로 많았으며 이러한 분포는 의료보험 유형별로 별 차이가 없었다.[53] 의료보험 가입 이후 조사시점까지의 자격유지기간에 있어서는 전체적으로 5~10년 미만이 가장 많았고 직장의료보험 적용자의 경우 2~5년 미만, 지역의료보험 가입자는 5~10년 미만이 가장 높은 구성비를 나타냈다. 부양가족수에 있어서는 지역의료보험 가입자가 직장보다 많았는데 이는 연령계층의 구성비를 감안할 때 당연한 귀결로 간주된다.

2. 의료필요변수에 따른 표본의 분포

조사기간 동안 대상자가 경험한 상병양상과 평소 자신의 건강에 대해 어떻게 생각하고 있는지를 분석한 결과가 〈표 4-2〉에 제시되어 있다. 전체 응답자의 29.8%가 조사시점 전 한 달 동안 급성상병의 이환을 경험했으며 지역의료보험가입자의 경험률이 직장에 비해 높게 나타났다. 3개월 이상 지속되거나 자주 재발하는 만성상병의 이환여부에 있어서는 대상자의 17.7%가 조사시점 전 1년 동안 이환을 경험한 것으로 보고하였으며 급성상병과 마찬가지로 지역의료보험 가입자의 구성비가 높았다. 그러나 본인의 주관적 판단에 의한 평소건강상태 평가를 보면 직장의료보험 가입자가 지역보험에 비해 불건강 평가비율이 높은 것으로 조사되어 실제상병의 이환여부와는 다소 상이한 양상을 보여주고 있다.[54]

---

53) 직장의료보험의 경우 군단위에 소재하고 있는 사업장의 피보험자가 포함된 결과임.
54) 본 조사의 결과를 '92년도 국민건강조사결과와 비교하면 다음 표와 같다. 전반적으로 국민건강조사에 비해 약간 낮은 수준이나 이환율지표의 경우 큰 차이를 보이지 않는 것으로 나타났다(보건사회연구원, 1993).

〈표 4-2〉 의료필요변수에 따른 표본의 분포

변 수	범 주	전 체		직장의료보험		지역의료보험	
		실 수	구성비	실 수	구성비	실 수	구성비
급성이환 유　무	없 음 있 음	7,124 3,028	70.2 29.8	4,064 1,411	74.2 25.8	3,060 1,617	65.4 34.6
만성이환 유　무	없 음 있 음	8,373 1,796	82.3 17.7	4,598 829	84.7 15.3	3,775 967	79.6 20.4
본인평가 건강상태	건 강 불건강	4,888 5,569	46.7 53.3	2,424 3,324	42.2 57.8	2,464 2,245	52.3 47.7
계		10,635	100.0	5,785	100.0	4,850	100.0

제2절 사회계층별 건강상태

1. 건강수준의 불평등 양상분석

　　인구집단의 건강상태를 측정하는 척도는 일반적으로 객관적 지표와 주관적 지표로 구분할 수 있는데 이 가운데 주관적 접근방법을 수용하여 조사기간 동안 대상자가 경험한 급·만성 상병의 이환여부와 상병의 중증도를 반영하는 활동제한일수 및 본인의 주관적 판단에 의한 평소건강상태를 측정하였다. 본 항에서는 이들 지표를 불평등의 주요 토대가 되는 소득, 교육, 직업 등의 사회경제적 지위변수 및 지역변수와 연계시켜

구　분	급성이환율	만성이환율	본인평가건강상태
본 조사	14.9(15일간)	17.7(1년간)	46.7%(건강)
'92년 국민건강조사	18.0(15일간)	20.7(1년간)	68.0%(건강)

첫째 가설을 검정할 것이다.

1.1. 본인보고 이환지표에 의한 사회계층별 이환율

설문조사 시점 전 한 달 동안 급성상병의 경험여부를 통해 사회계층별 이환율을 산출한 결과가 〈표 4-3〉과 〈그림 4-1〉이다. 소득계층별로는 중간계층의 급성이환율이 가장 낮았으며 계층 간 차이가 통계적으로 유의하였다($p < 0.01$). 교육수준별로는 학력이 낮을수록 급성이환율이 유의하게 높은 것으로 나타났고 직장과 지역의료보험 공히 유사한 경향을 보였다($p < 0.05$). 직업적 지위에 있어서는 직장보험의 경우 계층 간 별다른 차이가 없는 반면, 지역의료보험은 전문직 종사자로 구성된 최상위계층이 가장 낮게 나타났다($p < 0.01$). 지역별로는 전체적으로 농촌과 도시지역 간 차이가 거의 없었으나 직장의료보험은 도시지역 거주자, 지역보험은 농촌지역 거주자의 이환율이 유의하게 높아 상반되는 결과를 초래하였다($p < 0.01$).

전반적으로 볼 때, 거주지역을 제외하고 사회계층 간 급성이환율의 차이가 통계적으로 유의하였으며 특히 지역의료보험 가입자가 직장에 비해 최상위계층과 하위계층 간 격차가 큰 것으로 나타났고 평균이환율 역시 높았다. 각 계층 간 인구학적 구조의 차이를 보정하기 위해 전체 조사대상집단의 성, 연령 구성비를 기준으로 직접표준화방법을 적용한 결과, 전체적으로 계층 간 차이가 줄어드는 양상을 보였다.

〈표 4-4〉와 〈그림 4-2〉는 조사시점 전 1년 동안 3개월 이상 지속되거나 자주 재발하는 만성상병의 이환율을 사회계층별로 산출한 결과이다. 대체로 급성이환율과 비슷한 경향을 보여 계층적 지위와 이환율이 반비례하고 있으며 대다수의 사회계층에서 상대적 차이가 통계적으로 유의하였다($p < 0.01$).

의료보험유형별로는 지역의료보험의 가입자의 경우 모든 사회경제적 변수에서 계층적 지위가 낮을수록 만성이환율이 높았으나 직장의료보험은 사회계층에 따라 다소 상반된 결과를 초래하였는데 이는 인구학적 구성비의 차이로 간주된다. 특히 계층 간 상대적 격차에 있어서는 지역의료보험이 직장에 비해 훨씬 큰 것으로 나타났다.

만성질환의 경우 급성상병과 비교할 때 인구학적 특성의 영향을 더 받게 되는데 이의 차이를 보정하기 위해 성과 연령별 구성비를 표준화 시킨 결과, 전체 대상자와 지역의료보험 가입자는 격차가 줄어든 반면, 직장보험 적용자는 미미한 가운데 다소 확대되는 양상을 나타냈다. 이와 같은 결과는 보험가입자의 특성상 지역의료보험의 경우 이환율이 높은 고연령층이 사회경제적 지위가 낮은 계층에 상대적으로 많은 데 비해, 직장의료보험 적용자는 상위계층에 더 분포하고 있기 때문으로 분석된다

결론적으로, 사회계층 간 이환율에 의한 건강수준의 차이가 존재하며 특히 사회경제적 지위가 낮을수록 불리한 양상을 초래하고 있고 급성상병보다 만성질환에 의한 계층 간 상대적 차이가 훨씬 큰 것으로 나타났다.

〈표 4-3〉 사회계층별 의료보험유형별 조사대상자의 한 달간 급성이환율

계 층	범 주	급성이환율			표준화 급성이환율[1]		
		전체	직장	지역	전체	직장	지역
소 득	I 30만 원 미만	42.0	30.8	45.9	32.6	25.4	36.5
	II 30~60만 원 미만	29.6	26.2	40.2	30.0	25.7	36.7
	III 60~90만 원 미만	26.3	23.8	29.4	27.7	25.8	30.1
	IV 90~120만 원 미만	28.8	25.1	31.6	30.4	28.4	33.4
	V 120만 원 이상	31.6	29.4	32.9	32.9	34.0	33.3
	비(I / V)	1.3	1.0	1.4	1.0	0.7	1.1
	χ^2	77.160**	10.862*	64.016**			
교 육	I 국교 이하	40.9	30.6	43.9	36.2	28.5	40.0
	II 중졸	32.4	27.5	36.7	30.1	25.0	35.9
	III 고졸	26.4	24.6	29.3	27.4	24.9	30.7
	IV 대졸 이상	26.4	26.2	26.8	27.7	28.0	27.7
	비(I / IV)	1.5	1.2	1.6	1.3	1.0	1.4
	χ^2	143.267**	8.218*	92.797**			
직 업[2]	I		25.4	43.3		24.3	39.6
	II		23.7	37.8		24.8	31.5
	III		27.1	27.4		27.4	27.2
	IV	-	27.5	32.9	-	27.0	35.1
	V		26.0	24.5		25.6	24.8
	비(I / V)		1.0	1.8		0.9	1.6
	χ^2		5.126	51.399**			
거 주 지 역	I 농촌	30.1	18.6	39.4	27.1	18.7	34.4
	II 도시	29.7	27.5	32.6	30.1	27.4	33.9
	비(I / II)	1.0	0.7	1.2	0.9	0.7	1.0
	χ^2	0.160	33.949**	18.862**			
평 균		29.8	25.8	34.6	-	-	-

주1) 성, 연령 표준화.
  2) 직장보험: I 생산직 II 서비스직 III 중간관리직, 사무직 IV 전문직 V 기업주, 임직원 및 관리직.
    지역보험: I 기타 II 농어민 III 생산직 IV 판매·서비스직 V 전문직.
  3) *: $p < 0.05$, **: $p < 0.01$.

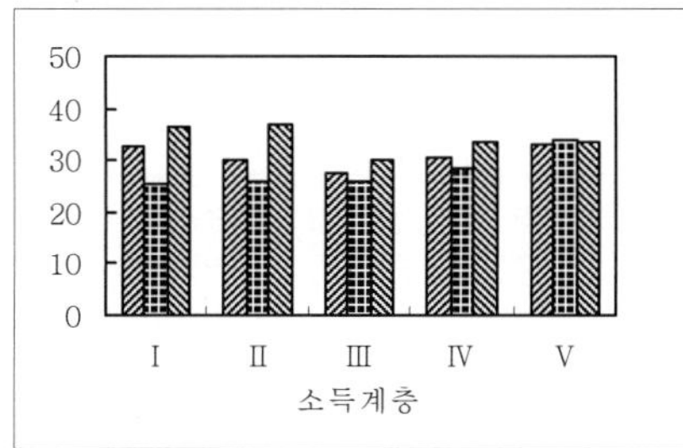

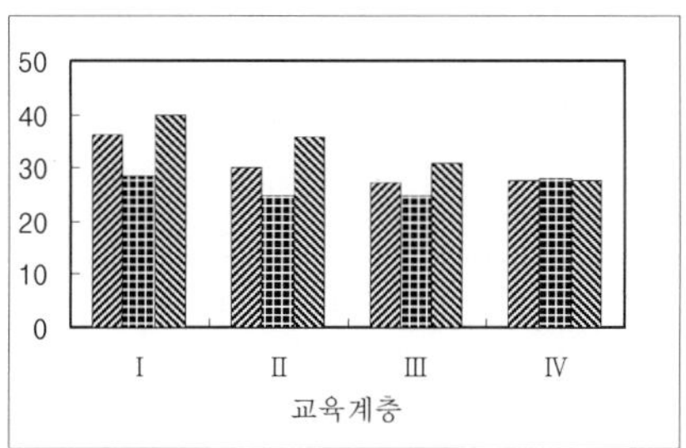

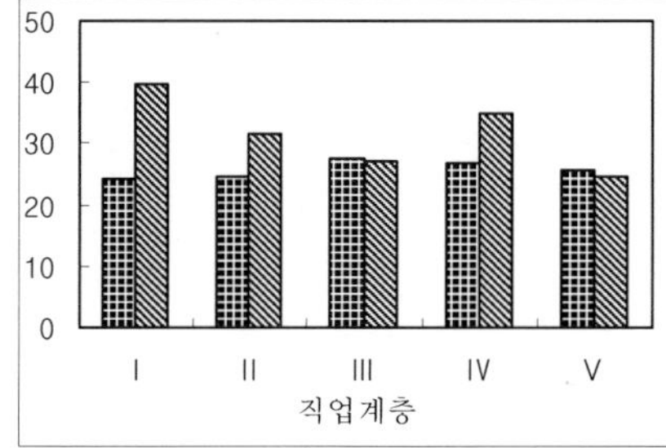

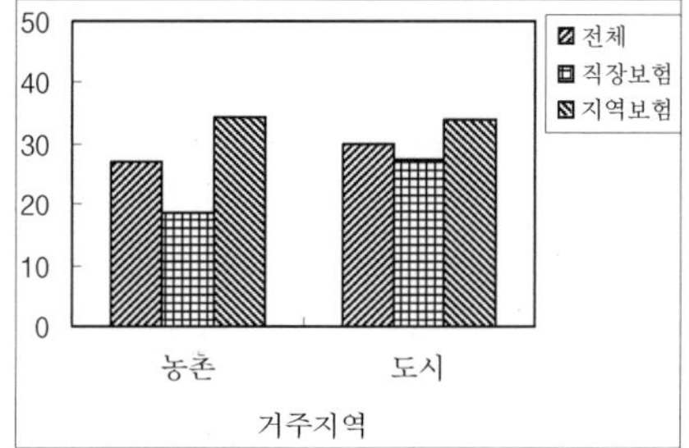

〈그림 4-1〉 사회계층별 의료보험유형별 조사대상자의 한달간
표준화급성이환율

〈표 4-4〉 사회계층별 의료보험유형별 조사대상자의 연간 만성이환율

계 층	범 주	만성이환율			표준화 만성이환율[1]		
		전체	직장	지역	전체	직장	지역
소 득	Ⅰ 30만 원 미만	33.5	15.0	39.8	23.9	17.7	28.6
	Ⅱ 30~60만 원 미만	17.6	14.4	27.5	18.9	14.1	25.2
	Ⅲ 60~90만 원 미만	15.4	13.7	17.4	16.6	15.1	18.6
	Ⅳ 90~120만 원 미만	16.0	18.3	14.4	17.4	18.3	17.2
	Ⅴ 120만 원 이상	16.1	19.7	13.7	17.8	16.5	15.1
	비(Ⅰ/Ⅴ)	2.1	0.8	2.9	1.3	1.1	1.9
	χ^2	154.863**	18.084**	216.797**			
교 육	Ⅰ 국교 이하	32.9	19.6	36.9	27.3	29.4	29.8
	Ⅱ 중졸	16.9	14.7	18.7	16.7	14.7	19.3
	Ⅲ 고졸	13.4	14.4	11.9	14.3	15.1	13.7
	Ⅳ 대졸 이상	15.0	16.1	12.5	16.7	18.4	13.7
	비(Ⅰ/Ⅳ)	2.2	1.2	3.0	1.6	1.6	2.2
	χ^2	350.726**	8.430*	336.516**			
직업[2]	Ⅰ		13.2	31.3		12.5	27.0
	Ⅱ		16.4	29.8		16.6	24.1
	Ⅲ		15.9	13.1		15.6	14.7
	Ⅳ	-	19.0	14.3	-	18.5	18.2
	Ⅴ		21.9	12.4		15.0	13.4
	비(Ⅰ/Ⅴ)		0.6	2.5		0.8	2.0
	χ^2		14.370**	178.754**			
거 주 지 역	Ⅰ 농촌	22.8	11.5	32.1	19.2	11.7	26.7
	Ⅱ 도시	16.1	16.3	16.0	16.9	16.2	18.0
	비(Ⅰ/Ⅱ)	1.4	0.7	2.0	1.1	0.7	1.5
	χ^2	54.237**	14.725**	147.123**			
평 균		17.7	15.3	20.4	-	-	-

주1) 성, 연령 표준화.

  2) 직장보험: Ⅰ 생산직 Ⅱ 서비스직 Ⅲ 중간관리직, 사무직 Ⅳ 전문직 Ⅴ기업주, 임직원 및 관리직.

     지역보험: Ⅰ 기타 Ⅱ 농어민 Ⅲ 생산직 Ⅳ 판매·서비스직 Ⅴ 전문직.

  3) *: $p<0.05$, **: $p<0.01$.

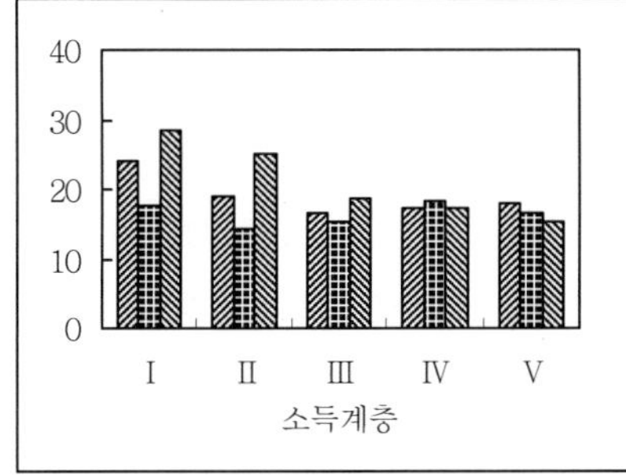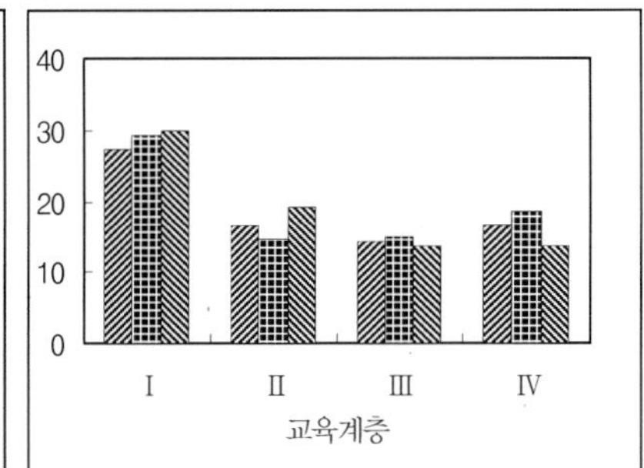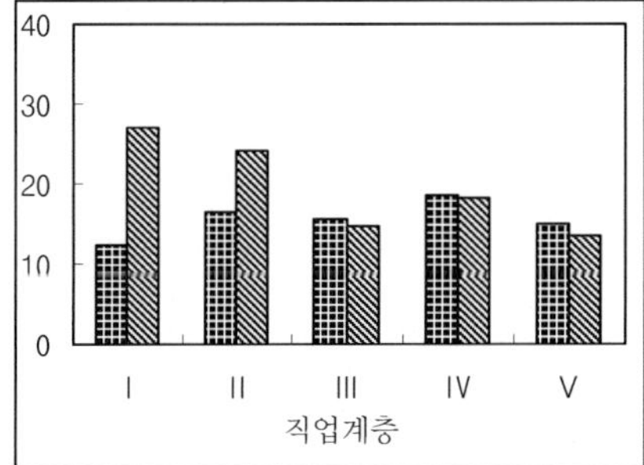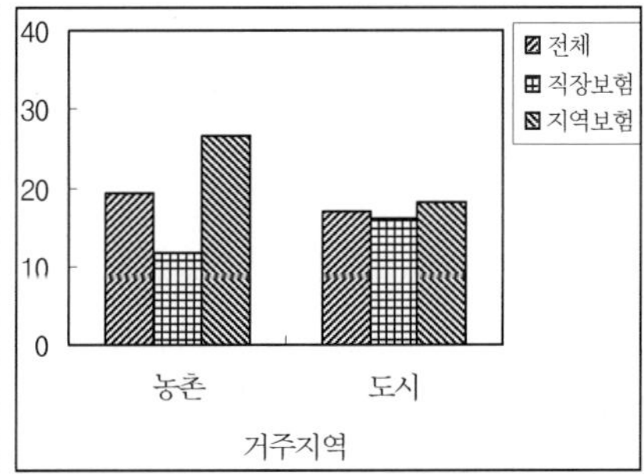

〈그림 4-2〉 사회계층별 의료보험유형별 조사대상자의 연간
표준화만성이환율

1.2. 활동제한일수지표에 의한 사회계층별 건강수준

본인보고 이환율지표는 질병의 중증도를 반영하지 못할 뿐만 아니라
계층 간 증상민감도의 차이에 의해 영향을 받는다는 점에서 인구집단의
건강상태를 측정하는 데 다소 제한점을 내포하고 있다. 이에 따라 질병
의 중증도를 반영하는 상병일수와 활동제한일수가 보완적인 지표로 제시
되는데 본 연구에서는 측정기간 중 대상자가 급성상병으로 인해 평소에
하던 업무나 활동에 지장을 받은 일수와 와병일수를 조사한 후 이들을
합하여 활동제한일수로 정의하였다.

〈표 4-5〉와 〈그림 4-3〉은 사회계층별 의료보험유형별 한 달간 조사대

상자 100명당 활동제한일수를 분석한 것이다. 전체적으로, 모든 사회계층에서 사회경제적 지위가 낮을수록 활동제한일수가 통계적으로 유의하게 높았고 최상위계층과 최하위계층 간 격차도 3배에 달하는 등 계층 간 건강수준의 차이가 매우 심함을 보여주고 있다(p<0.05). 특히 이러한 양상은 이환율지표에 의한 결과보다 현저했으며, 지역의료보험 가입자의 평균 활동제한일수가 직장의료보험보다 많았다.

특기할 만한 사실은 급·만성 이환율지표에서는 계층 간 큰 차이를 보이지 않았던 직장의료보험 적용자에 있어서도 활동제한일수지표의 경우 전반적으로 사회계층적 지위와 반비례하는 경향을 나타내고 있다는 점이다. 이는 성, 연령별 구성비의 차이를 보정한 결과에 있어서도 그대로 반영되는데 이환율지표와 달리 표준화시킨 후에도 계층 간 격차가 크게 줄어들지 않았다. 따라서 인구집단의 건강상태 측정 시 상병의 이환 여부만을 가지고 평가하는 데는 무리가 있으며 건강수준의 차이를 보정해주는 지표의 사용이 적절하게 병행되어야 함을 시사해준다.

〈표 4-5〉 사회계층별 의료보험유형별 조사대상자의 한 달간 활동제한일수

계 층	범 주	활동제한일수			표준화 활동제한일수[1]		
		전체	직장	지역	전체	직장	지역
소 득	Ⅰ 30만 원 미만	174.0	126.4	192.1	148.8	120.4	158.7
	Ⅱ 30~60만 원 미만	85.1	74.2	120.2	92.1	80.4	109.8
	Ⅲ 60~90만 원 미만	67.7	64.3	71.9	69.8	66.2	75.1
	Ⅳ 90~120만 원 미만	65.6	58.7	71.0	73.1	78.4	70.5
	Ⅴ 120만 원 이상	52.7	58.4	49.0	49.2	45.3	51.6
	비(Ⅰ/Ⅴ)	3.3	2.2	3.9	3.0	2.7	3.1
	F	23.559**	3.066*	19.176**			
교 육	Ⅰ 국교 이하	135.9	105.1	144.8	109.3	89.2	134.1
	Ⅱ 중졸	89.2	89.3	89.1	96.2	114.1	83.7
	Ⅲ 고졸	66.6	70.4	60.7	67.7	68.1	68.1
	Ⅳ 대졸 이상	45.1	45.7	43.9	51.7	50.9	53.2
	비(Ⅰ/Ⅳ)	3.0	2.3	3.3	2.1	1.8	2.5
	F	30.760**	6.388**	20.478**			
직 업[2]	Ⅰ		78.0	138.3		74.9	130.3
	Ⅱ		77.7	98.2		78.5	74.7
	Ⅲ		53.8	100.9		53.3	103.1
	Ⅳ	–	66.7	74.2	–	54.5	85.3
	Ⅴ		61.5	42.1		53.4	42.7
	비(Ⅰ/Ⅴ)		1.3	3.3		1.4	3.1
	F		2.288	5.575**			
거주지역	Ⅰ 농촌	83.6	53.7	109.5	69.9	51.9	79.3
	Ⅱ 도시	77.3	72.8	83.2	77.8	72.8	87.7
	비(Ⅰ/Ⅱ)	1.1	0.7	1.3	0.9	0.7	0.9
	F	0.737	3.997*	5.246*			
평 균		78.8	69.1	90.6	–	–	–

주1) 성, 연령 표준화.
 2) 직장보험: Ⅰ 생산직 Ⅱ 서비스직 Ⅲ 중간관리직, 사무직 Ⅳ 전문직 Ⅴ기업주, 임직원
    및 관리직.
    지역보험: Ⅰ 기타 Ⅱ 농어민 Ⅲ 생산직 Ⅳ 판매·서비스직 Ⅴ 전문직.
 3) *: $p < 0.05$, **: $p < 0.01$.

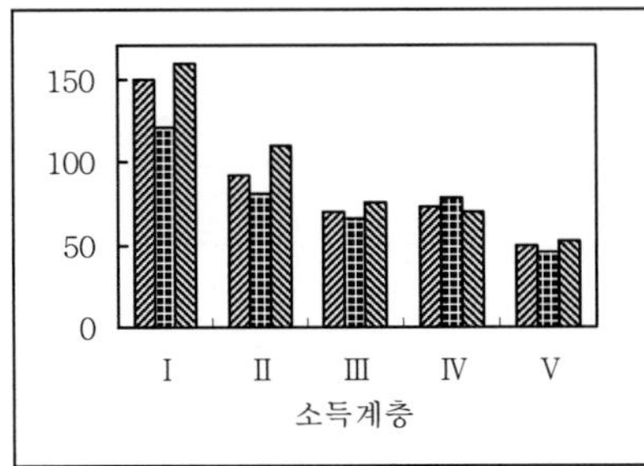

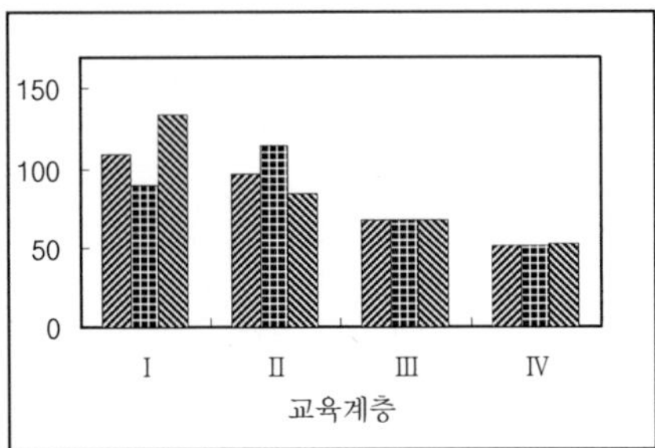

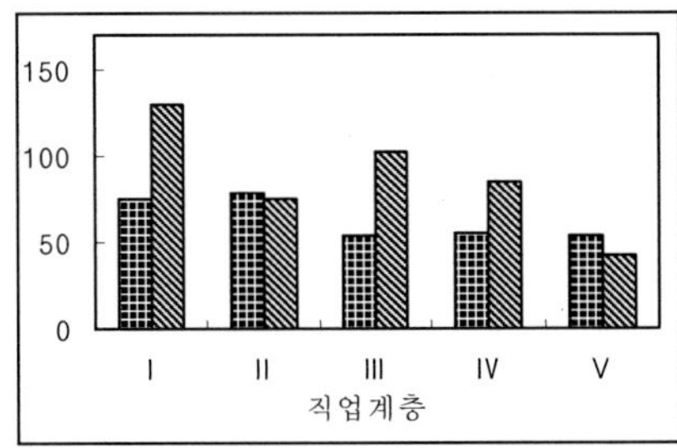

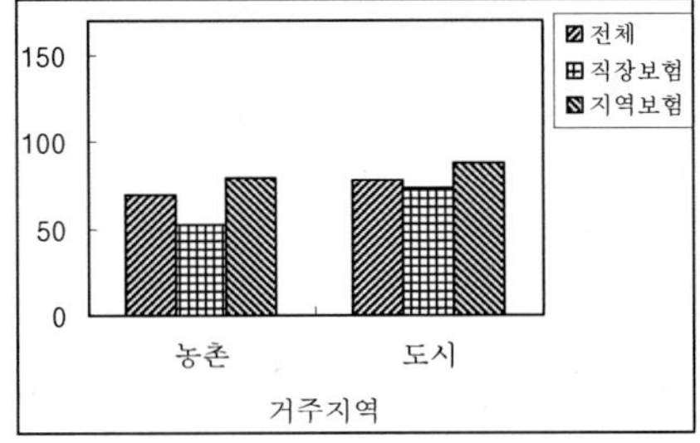

〈그림 4-3〉 사회계층별 의료보험유형별 조사대상자의 한달간
표준화활동제한일수

1.3. 본인평가 건강상태지표에 의한 건강수준

건강의 사회적 불평등을 측정하는 수단으로 조사대상자의 주관적 판단에 기초한 평소 자신의 건강상태 평가지표가 널리 사용되는 추세이다. 이 지표는 주관성이 많이 개입된다는 점에서 문제가 있지만 본인이 인지하는 건강상태가 불평등의 중요한 주제로서 의료필요를 결정하는 데 핵심적인 역할을 하며 특히 기존의 불평등 연구에서 사회계층 간 현저하고 규칙적인 경사도를 보이고 있어 유용한 측정지표로 간주된다(Blaxter, 1989).

〈표 4-6〉은 사회인구학적 특성별 본인평가 건강상태를 분석한 결과이다. 먼저 성별로는 남성이 여성보다 평소에 건강하다고 생각하는 비율이 높았으며 통계적으로 유의한 차이를 보이고 있다(p<0.01). 또한, 연령계

층에 있어서는 일반적인 인식과 같이 대체로 연령이 많을수록 불건강 평가비율이 높게 나타났다(p〈0.01).

사회경제적 변수를 보면, 소득계층의 경우 저소득층 일수록 건강하지 못한 것으로 평가하는 비율이 통계적으로 유의하게 높았고(p〈0.01), 교육수준별로는 대체로 학력이 낮을수록 불건강 평가비율이 높았다(p〈0.01). 직업계층별로는 피고용자로 구성된 직장의료보험의 경우 기업주, 임직원 및 관리직으로 구성된 최상위계층을 제외하고 직업적 지위가 낮을수록 불건강 평가비율이 낮게 나타났으나 통계적으로 유의하지 않았고(p〉0.05), 자영자로 이루어진 지역의료보험에 있어서는 대체로 직업적 지위가 낮은 계층일수록 불건강 평가비율이 높았다(p〈0.01).

한편, 지역별로는 농촌지역거주자의 불건강 평가비율이 도시지역보다 높은 것으로 조사되었고(p〈0.01), 자격유지기간별로는 특이하게 가입기간이 길수록 불건강 평가비율이 높게 나타났는데(p〈0.01), 이는 가입기간과 연령의 높은 상관관계와 더불어 의료보험 가입기간이 길수록 건강에 대한 관심이 높기 때문으로 볼 수 있다. 부양가족수에 있어서는 2명 이하 소가족의 불건강 평가비율이 가장 높았으며(p〈0.01), 의료보험 유형별로는 직장의료보험 적용자의 불건강 평가비율이 지역의료보험 적용자보다 통계적으로 유의하게 높게 나타났다(p〈0.01).

이를 통해 본인의 평소 건강상태에 대한 인식에 있어 사회인구학적 특성별로 차이가 존재하며 대체로 사회계층적 지위가 낮은 집단이 높은 집단에 비해 자신의 건강상태를 부정적으로 인식하는 경향이 높음을 알 수 있다.

〈표 4-6〉 사회인구학적 특성별 본인평가 건강상태

변 수	범 주		본인평가 건강상태		
		계	불건강	건 강	χ^2-test
성 별	남성 여성	100.0 100.0	50.1 61.2	49.9 38.8	104.479[**]
연 령	29세 이하 30~44세 45~59세 60세 이상	100.0 100.0 100.0 100.0	53.5 48.9 56.7 65.2	46.5 51.1 43.3 34.8	91.951[**]
소 득	30만 원 미만 30~60만 원 미만 60~90만 원 미만 90~120만 원 미만 120만 원 이상	100.0 100.0 100.0 100.0 100.0	67.3 58.9 50.9 46.3 46.6	32.7 41.1 49.1 53.7 53.4	175.225[**]
교 육	국교 이하 중졸 고졸 대졸 이상	100.0 100.0 100.0 100.0	65.8 55.1 49.1 50.1	34.2 44.9 50.9 49.9	154.853[**]
직 업	피고용자 생산직 피고용자 서비스직 피고용자 중간관리직, 사무직 피고용자 전문직 피고용자 기업주, 임직원 및 관리직	100.0 100.0 100.0 100.0 100.0	57.5 58.2 58.3 61.1 47.8	42.5 41.8 41.7 38.9 52.2	7.747
	자영자 기 타 자영자 농어민 자영자 생산직 자영자 판매·서비스직 자영자 전문직	100.0 100.0 100.0 100.0 100.0	59.3 56.7 47.5 38.9 45.3	40.7 43.3 52.5 61.1 54.7	134.470[**]
거 주 지 역	농촌 도시	100.0 100.0	56.3 52.3	43.7 47.7	11.959[**]
자 격 유 지 기 간	1년 미만 1~2년 미만 2~5년 미만 5~10년 미만 10년 이상	100.0 100.0 100.0 100.0 100.0	50.4 54.1 54.1 53.0 61.1	49.6 45.9 45.9 47.0 38.9	19.291[**]

변 수	범　주	본인평가 건강상태			
		계	불건강	건 강	χ^2-test
부　양 가족수	2명 이하 3~4명 5명 이상	100.0 100.0 100.0	57.1 50.5 51.1	42.9 49.5 48.9	41.152[**]
의료보험 유　형	직장의료보험 지역의료보험	100.0 100.0	57.8 47.7	42.2 52.3	108.388[**]
	계	100.0	53.3	46.7	-

주) [*]: p<0.05, [**]: p<0.01.

2. 건강수준의 불평등도 측정

불평등도 지수(inequality index)는 하나의 객관적인 수치에 의해 한 사회속의 불평등 정도를 표현하는 수단으로서 이의 산출을 통해 모든 인구집단을 대상으로 한 상병의 분배상태와 더불어 가장 평등한 상태를 기준으로 어느 계층에 유리한 분포를 보이고 있는지를 파악할 수 있다.

〈표 4-7〉은 불평등의 핵심변수인 소득변수를 기초로 각 계층별 의료필요지표의 성·연령 표준화 점유율을 구한 것이다. 여기서 해당 계층의 인구점유율과 각 필요지표의 표준화 점유율을 비교함으로써 소득계층 간 건강수준의 차이를 파악할 수 있으며 표준화 이환집중곡선을 통해 전체 집단을 대상으로 한 불평등도 지수의 산출이 가능하다.

먼저 급성이환율지표의 경우, 최하위계층과 최상위계층이 대상인구점유율에 비해 상대적으로 높은 상병분포를 나타낸 반면, 중간계층은 반대의 결과를 보이고 있다. 또한 만성이환율지표는 하위 2개 소득계층에서 인구점유율보다 표준화상병점유율이 높아 급성상병과 비교할 때 저소득층에 불리한 양상을 초래했으며 특히 활동제한일수지표의 경우 인구점유율에 비해 하위소득계층에 치우친 분포를 보여주고 있고 불건강평가 지표 역시 동일한 양태를 나타냈다.

〈그림 4-4〉는 이들 각각의 지표에 대해 표준화 이환집중곡선(standard illness concentration curve)을 제시한 것이다. 〈표 4-7〉에서 살펴 본 바와 같이 급성상병지표를 제외하고 모든 의료필요 지표에서 저소득층에 불리한 상병의 분배상태를 노정함에 따라 표준화곡선이 주로 대각선 위에 놓여 있음을 알 수 있다. 이에 따라 표준화 이환집중지수가 전자를 제외하고 음의 값을 나타내는데 이는 저소득계층에 불리한 건강상의 불평등이 존재하고 있음을 시사해 주는 것이다.

또한 표준화 이환집중지수의 절대값의 크기는 불평등의 정도를 반영하는 것으로 실제 상병의 이환여부를 대변하는 급·만성 이환율지표보다 질병의 중증도를 의미하는 활동제한일수지표가 훨씬 큰 불평등도를 초래하였다. 그 다음으로 주관성이 상대적으로 강한 본인평가 건강상태지표의 불평등도가 높았고 만성이환율과 급성이환율지표의 순으로 나타났다.

〈표 4-7〉 소득계층별 표준화 이환율 분포[1]

소 득 계 층	인구비율[2]	급성이환 비 율[3]	만성이환 비 율[4]	불 건 강 평가비율[5]	활동제한 일수비율[6]
Ⅰ 30만 원 미만	8.3	8.8	10.9	9.6	15.3
Ⅱ 30~60만 원 미만	29.6	28.9	30.7	32.0	34.0
Ⅲ 60~90만 원 미만	28.7	26.1	26.2	28.3	24.9
Ⅳ 90~120만 원 미만	18.5	18.3	17.6	16.5	16.8
Ⅴ 120만 원 이상	14.9	17.9	14.6	13.6	9.1
계	100.0(10,229)	100.0(2,998)	100.0(1,787)	100.0(5,425)	100.0(8,165)
표준화 이환집중지수	-	0.023	-0.038	-0.046	-0.149

주1) 전체 조사대상자를 분석한 결과임.
 2) 전체 조사대상인구에서 각 범주가 차지하는 비율.
 3) 각 집단의 성·연령 표준화 급성이환자수/성·연령 표준화 총급성이환자수×100.
 4) 각 집단의 성·연령 표준화 만성이환자수/성·연령 표준화 총만성이환자수×100.
 5) 각 집단의 성·연령 표준화 불건강평가자수/성·연령 표준화 총불건강평가자수×100.
 6) 각 집단의 성·연령 표준화 활동제한일수/성·연령 표준화 총활동제한일수×100.
 7) ( )는 각 지표별 총대상자수를 의미하며 frequency missing이 제외된 수치임.

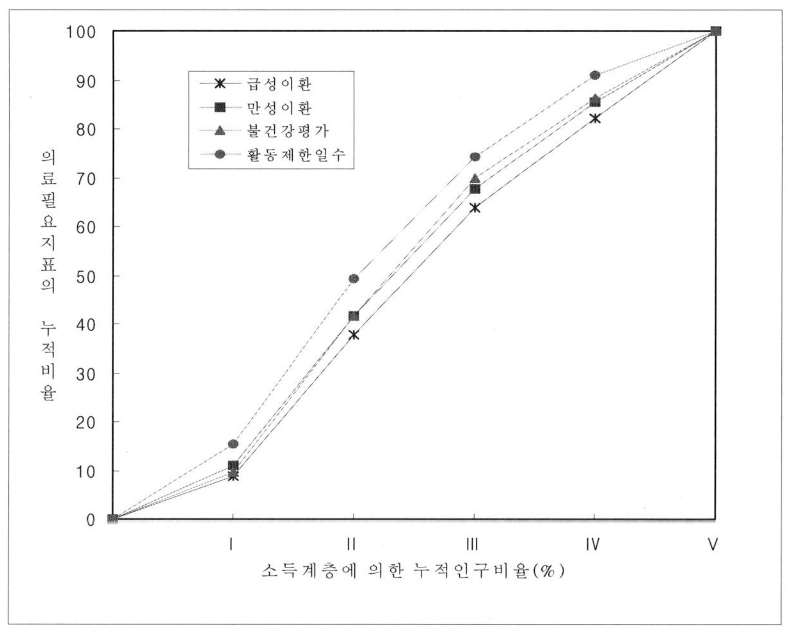

〈그림 4-4〉 의료필요지표 유형별 표준화 이환집중곡선

제3절 사회계층별 의료이용 양상

1. 사회계층별 외래서비스 이용수준

의료서비스가 건강수준을 향상시키는 데 기여하고 의료이용을 통해 형평성의 최종목표인 건강수준의 불평등을 완화시킬 수 있다는 전제하에 의료이용 산출지표가 불평등의 평가수단으로 사용될 수 있다. 일반적으로 의료이용의 불평등은 의료제도 내의 진입단계와 진입 이후로 구분해서 접근하는 것이 바람직하며(Birch et al., 1993), 의료이용경험률이 전

자의 대리지표, 의사방문횟수와 재원일수가 후자의 대리지표로 각각 사용될 수 있다. 의료서비스의 유형별로는 외래서비스가 입원서비스보다 가격탄력도가 높기 때문에 소득계층 간 의료이용의 차이를 민감하게 반영한다는 점에서 유용한 반면, 재원일수와 같은 입원지표는 그 자체가 질병의 중증도를 나타내기 때문에 결과해석 시 유의해야 한다.

본 항에서는 사회계층 간 의료이용의 차이에 관한 두 번째 가설을 검정하기 위해 의료이용경험률, 의사방문횟수 및 재원일수 등과 같은 전통적인 산출지표를 채택하여 분석에 적용하였다.

먼저 사회계층별 의료보험유형별 한 달간 조사대상자 100명당 외래이용경험률을 산출하면 〈표 4-8〉과 〈그림 4-5〉와 같다. 소득계층별로는 중간계층의 외래이용경험률이 가장 적었고 지역의료보험의 경우 소득과 경험률이 유의하게 반비례하는 반면(p<0.01), 직장보험적용자는 별다른 차이를 보이지 않았으며 교육수준에 있어서도 소득계층과 유사한 경향을 나타냈다. 직업적 지위의 경우 직장과 지역의료보험 적용자가 각기 상반된 결과를 초래하고 있는데 전자의 경우 직업적 지위와 비례하지만 후자는 반대의 양상을 보였다(p<0.01). 거주지역별로는 농촌지역 거주자의 외래이용경험률이 도시보다 약간 많았으나 직장의료보험의 경우 도시지역 거주자의 경험률이 더 높게 나타났다(p<0.01).

의료이용에 영향을 미치는 주요 인구학적 변수인 성과 연령을 표준화시킨 결과, 이환율지표와 마찬가지로 계층 간 차이가 줄어들었다. 이러한 분석결과를 놓고 볼 때 외래이용경험률은 전반적으로 급성상병에 의한 이환양상을 반영하고 있음을 알 수 있다.

〈표 4-8〉 사회계층별 의료보험유형별 조사대상자의 한달간 외래이용경험률

계 층	범 주	조사대상자 100명당 외래이용경험률			조사대상자 100명당 표준화 외래이용경험률[1]		
		전체	직장	지역	전체	직장	지역
소 득	Ⅰ 30만 원 미만	27.7	12.2	33.5	19.5	9.6	24.6
	Ⅱ 30~60만 원 미만	15.4	12.2	25.8	16.0	11.7	22.9
	Ⅲ 60~90만 원 미만	14.2	11.7	17.4	15.2	12.9	18.2
	Ⅳ 90~120만 원 미만	16.0	12.9	18.4	16.7	14.7	20.0
	Ⅴ 120만 원 이상	16.5	15.7	17.0	16.4	16.2	18.4
	비(Ⅰ/Ⅴ)	1.7	0.8	1.8	1.2	0.6	1.3
	χ^2	90.528**	6.674	90.619**			
교 육	Ⅰ 국교 이하	26.4	14.5	30.3	19.9	9.8	25.1
	Ⅱ 중졸	17.6	12.5	22.4	16.0	11.1	21.8
	Ⅲ 고졸	13.4	11.9	15.7	14.4	12.2	17.6
	Ⅳ 대졸 이상	13.8	13.6	14.3	15.3	15.5	15.2
	비(Ⅰ/Ⅳ)	1.9	1.1	2.1	1.3	0.6	1.7
	χ^2	175.941**	3.873	121.263**			
직 업[2]	Ⅰ		11.4	28.8		10.7	25.1
	Ⅱ		10.5	28.0		11.5	23.3
	Ⅲ		14.1	16.1		13.4	15.6
	Ⅳ	-	16.1	17.1	-	16.4	19.4
	Ⅴ		18.2	10.4		13.1	12.1
	비(Ⅰ/Ⅴ)		0.6	2.8		0.8	2.1
	χ^2		18.786**	94.667**			
거 주 지 역	Ⅰ 농촌	19.5	8.5	29.1	16.7	8.5	24.4
	Ⅱ 도시	15.3	13.5	17.8	15.8	13.5	19.1
	비(Ⅰ/Ⅱ)	1.3	0.6	1.6	1.1	0.6	1.3
	χ^2	23.599**	20.958**	72.667**			
평 균		16.3	12.5	20.9	-	-	-

주1) 성, 연령 표준화.
 2) 직장보험: Ⅰ 생산직 Ⅱ 서비스직 Ⅲ 중간관리직, 사무직 Ⅳ 전문직 Ⅴ기업주, 임직원 및 관리직.
  지역보험: Ⅰ 기타 Ⅱ 농어민 Ⅲ 생산직 Ⅳ 판매·서비스직 Ⅴ 전문직.
 3) *: $p<0.05$, **: $p<0.01$.

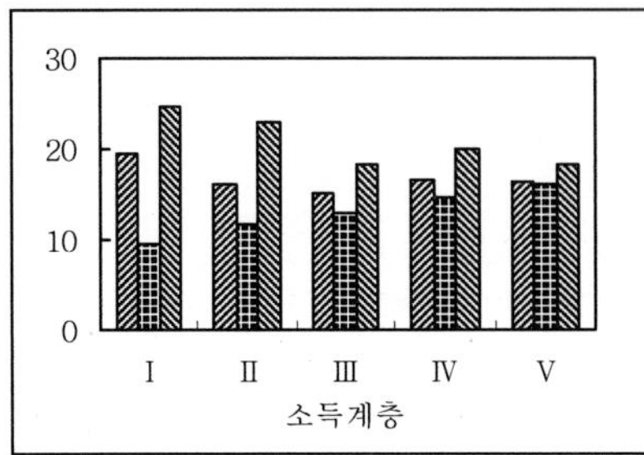

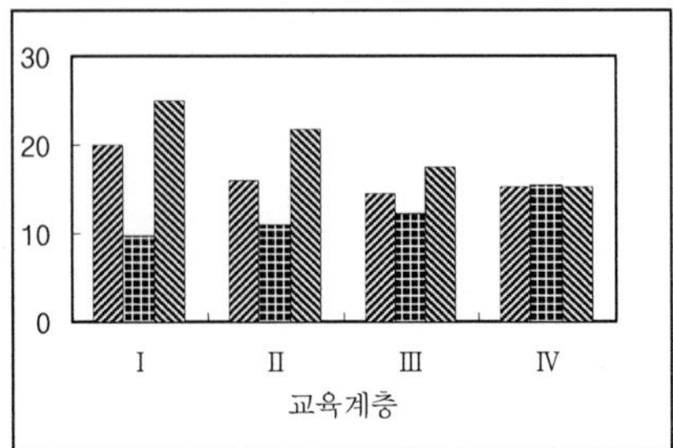

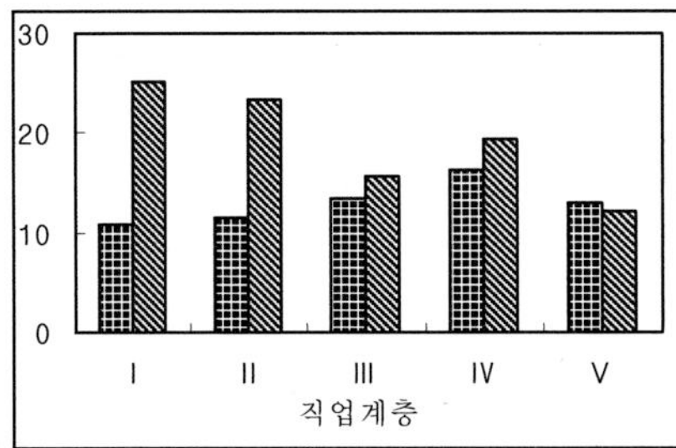

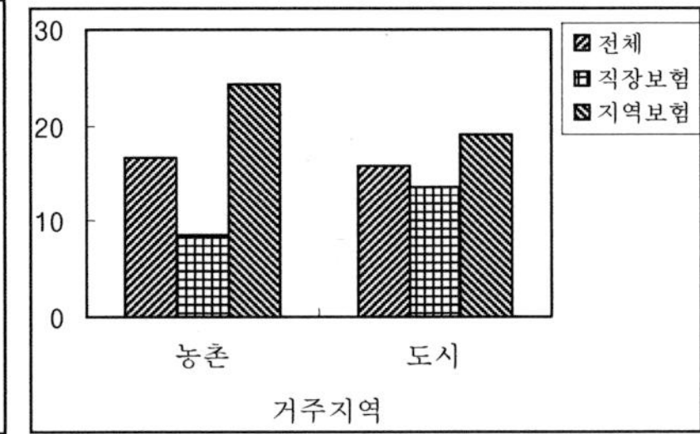

〈그림 4-5〉 사회계층별 의료보험유형별 조사대상자의 한달간
표준화외래이용경험률

다음으로 의료이용량의 계층 간 상대적 차이를 파악하기 위해 설문조
사 시점 전 한 달 동안 의사방문횟수를 조사한 결과가 〈표 4-9〉와 〈그림
4-6〉이다.

소득계층별로는 전체적으로 저소득층 일수록 의사방문횟수가 통계적으
로 유의하게 많았고(p<0.01), 특히 지역의료보험의 경우 최저소득층이 최
고소득층에 비해 3배 이상 높은 실적을 나타내는 데 비해 직장의료보험은
소득계층 간 별다른 차이가 없었다. 교육수준별 분포에 있어서는 직장과
지역의료보험 공히 학력이 낮을수록 의료이용이 많았는데(p<0.01), 직장
은 차이가 거의 없는 반면 지역의료보험은 저소득층에 유리한 계층 간 격
차를 보였다(p<0.01). 직업계층별로는 직장의료보험의 경우 생산직을 비
롯한 하위 두 집단의 의료이용실적이 저조한 데 비해 전문직의 의사방문
이 가장 많았으나 통계적으로 유의하지 않았고, 지역보험은 최상위계층에

비해 여타 계층의 의료이용이 모두 높았으며 특히 농어민계층의 의료이용량이 최고를 나타냈다(p<0.01). 이에 따라 거주지역별 의료이용량에 있어서도 농촌지역 거주자의 평균 의사방문횟수가 도시지역에 비해 상대적으로 높았으며 통계적으로 유의한 차이를 보였다(p<0.01). 성과 연령을 표준화 시킨 결과, 전반적으로 계층 간 차이가 축소되었으나 대체적인 경향은 표준화하기 이전과 동일한 양상을 나타냈다.

이를 통해, 건강상태의 차이를 감안하지 않은 외래의료이용량에 있어서는 대체로 사회경제적 지위가 낮은 계층에 유리한 결과를 보였으며 특히 지역의료보험 가입자가 직장의료보험보다 약 50% 이상 높은 이용량을 나타내 본 연구의 가설과는 다른 양상을 초래하였다. 그러나 직장의료보험 적용자의 경우 계층 간 상대적 격차가 거의 없는 것으로 분석되어 분배의 형평성 측면에서는 지역의료보험 가입자보다 바람직한 상태임을 유추할 수 있다.

〈표 4-9〉 사회계층별 의료보험유형별 조사대상자의 한 달간 의사방문횟수

계 층	범 주	조사대상자 100명당 의사방문횟수			조사대상자 100명당 표준화 의사방문횟수[1]		
		전체	직장	지역	전체	직장	지역
소 득	I 30만 원 미만	137.4	46.0	172.1	93.9	36.6	124.0
	II 30~60만 원 미만	64.0	49.5	110.7	67.4	48.2	95.3
	III 60~90만 원 미만	62.2	55.2	71.1	68.1	60.7	77.9
	IV 90~120만 원 미만	57.3	59.5	55.6	62.5	60.0	66.2
	V 120만 원 이상	59.3	66.8	54.4	60.5	78.6	57.5
	비(I/V)	2.3	0.7	3.2	1.6	0.5	2.2
	F	16.864[**]	0.742	24.515[**]			
교 육	I 국교 이하	118.1	67.1	133.0	86.9	59.9	108.8
	II 중졸	74.4	59.3	88.2	65.1	48.2	84.4
	III 고졸	52.9	51.8	54.6	56.9	56.3	61.7
	IV 대졸 이상	49.6	54.0	39.5	53.4	61.3	42.5
	비(I/IV)	2.4	1.2	3.4	1.6	1.0	2.6
	F	32.977[**]	0.618	29.934[**]			
직 업[2]	I		48.8	119.9		44.3	102.7
	II		43.8	127.5		52.8	92.7
	III		62.4	69.3		59.7	74.9
	IV	-	80.6	61.2	-	73.5	71.1
	V		65.8	44.8		42.8	47.5
	비(I/V)		0.7	2.7		1.0	2.2
	F		1.967	14.199[**]			
거 주 지 역	I 농촌	83.8	31.1	129.5	67.1	31.7	100.0
	II 도시	62.6	59.6	66.5	64.0	59.4	71.4
	비(I/II)	1.3	0.5	1.9	1.0	0.5	1.9
	F	12.406[**]	11.994[**]	50.992[**]			
평 균		67.4	54.1	83.6	-	-	-

주1) 성, 연령 표준화.
  2) 직장보험: I 생산직 II 서비스직 III 중간관리직, 사무직 IV 전문직 V 기업주, 임직원
    및 관리직.
    지역보험: I 기타 II 농어민 III 생산직 IV 판매·서비스직 V 전문직.
  3) [*]: $p < 0.05$, [**]: $p < 0.01$.

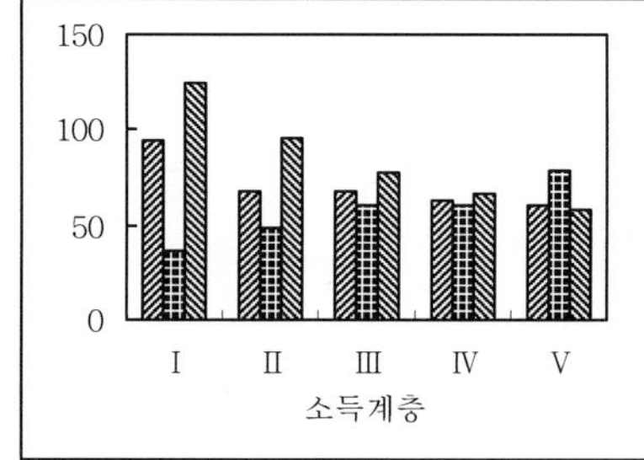

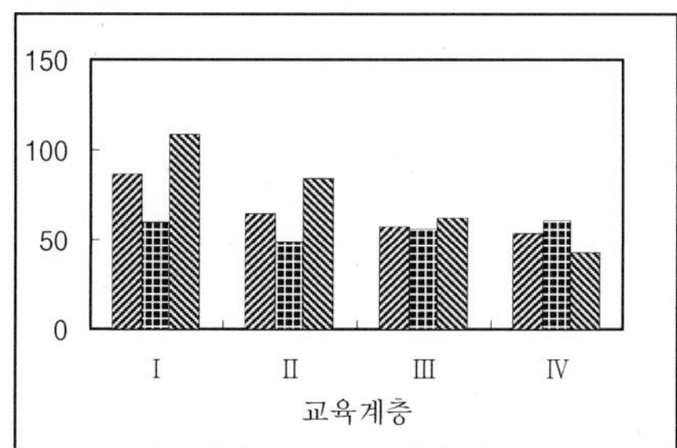

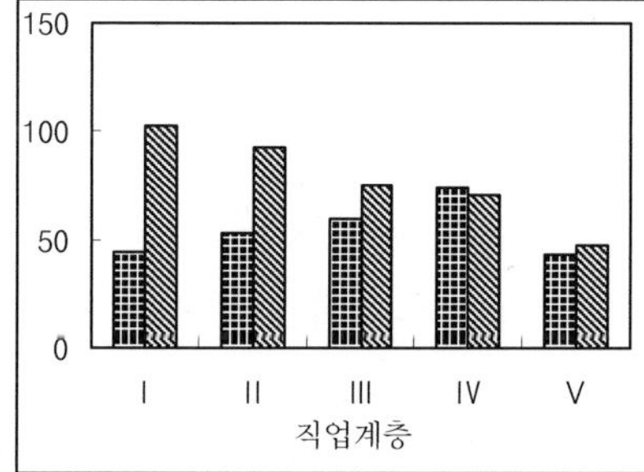

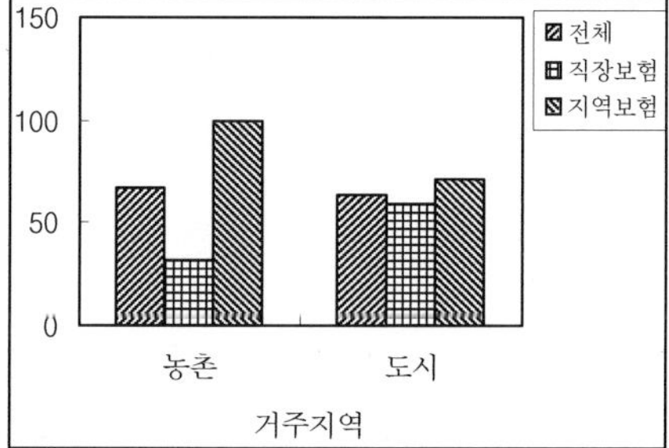

〈그림 4-6〉 사회계층별 의료보험유형별 조사대상자의 한달간
표준화의사방문횟수

2. 사회계층별 입원서비스 이용수준

〈표 4-10〉과 〈그림 4-7〉은 조사대상자 100명당 연간 입원율을 사회계층별 의료보험유형별로 산출한 것이다.

소득계층별로는 최저소득층이 여타 계층에 비해 월등히 높은 입원율을 보였으며 특히 지역의료보험 적용자의 경우 소득과 입원율이 반비례하고 있으나(p<0.01), 직장의료보험은 중간계층의 입원율이 다소 낮은 것으로 나타났다. 교육수준별 분포를 보면 전반적으로 학력이 낮을수록 입원율이 높아지고 있으며, 직업적 지위의 경우 소득계층과 유사한 양상을 보이고 있다. 지역계층별로는 농촌과 도시지역 간 입원율이 유의한 차이

를 나타내지 않았다. 성과 연령별 구성비를 표준화 시킨 결과에 있어서는 직장의료보험의 경우 계층 간 격차가 약간 커졌으나 전체적으로 차이가 감소하는 양상을 초래하였다. 의료보험 유형별로는 지역의료보험 가입자의 입원율이 직장의료보험보다 약 2배가량 높아 외래이용과 마찬가지로 입원의료에 있어서도 지역의료보험 가입자가 직장의료보험을 상회하는 것으로 나타났다.

한편, 〈표 4-11〉에서는 조사대상자의 재원일수 분포를 제시하였다. 전체 평균을 보면 입원율과 마찬가지로 지역의료보험이 직장에 비해 2.3배나 높은 것으로 나타났다. 소득계층별로는 최저소득층이 최고소득층의 약 4배에 해당하는 입원이용량을 보이는데 이는 입원율과 비교할 때 두 배 이상의 차이로서, 재원일수가 질병의 중증도를 반영하는 지표임을 감안하면 저소득층의 경우 건강상태가 훨씬 악화된 후에 의료서비스를 이용하고 있음을 입증해 준다고 볼 수 있다($p < 0.01$). 교육계층 역시 학력이 낮을수록 재원일수가 높아지는데 직장과 지역의료보험 공히 유사한 경향을 보이고 있으나 통계적으로 유의하지 않았다. 직업적 지위에 있어서는 입원율과 마찬가지로 직장의료보험 적용자의 경우 유의한 차이가 없는 반면, 지역보험은 최상위계층에 비해 여타 계층이 모두 높은 재원일수 분포를 나타내고 있다. 지역별로는 전반적으로 농촌지역 거주자의 평균 재원일수가 도시지역에 비해 약간 높았으나 통계적으로 유의하지 않았다.

상기의 분석을 통해 입원의료이용 역시 외래이용과 마찬가지로 사회경제적 지위가 낮은 계층에 유리한 결과를 보여주고 있으며 성과 연령별 구성비를 표준화 시킨 후에도 동일한 양상을 초래하였다.

〈표 4-10〉 사회계층별 의료보험유형별 조사대상자의 연간 입원율

계 층	범 주	조사대상자 100명당 입원율			조사대상자 100명당 표준화 입원율[1]		
		전체	직장	지역	전체	직장	지역
소 득	I 30만 원 미만	10.8	4.8	12.8	11.6	8.9	14.5
	II 30~60만 원 미만	4.3	3.2	8.0	5.0	3.6	7.5
	III 60~90만 원 미만	6.1	3.1	7.7	6.8	3.3	7.8
	IV 90~120만 원 미만	5.8	5.7	5.9	5.6	6.4	5.8
	V 120만 원 이상	4.8	5.0	4.6	6.0	5.9	5.0
	비(I/V)	2.3	1.0	2.8	1.9	1.5	2.9
	χ^2	55.202**	16.941**	40.146**			
교 육	I 국교 이하	8.2	4.3	9.4	8.3	6.9	9.2
	II 중졸	5.6	4.3	6.8	6.2	4.9	7.4
	III 고졸	4.9	3.8	6.8	5.6	4.3	7.6
	IV 대졸 이상	4.1	3.7	5.1	4.8	4.9	5.3
	비(I/IV)	2.0	1.2	1.8	1.7	1.4	1.7
	χ^2	34.975**	0.802	14.090**			
직 업[2]	I		4.8	11.1		4.9	11.5
	II		3.1	7.1		2.9	5.7
	III		3.2	6.8		4.1	6.4
	IV	-	5.6	6.6	-	7.4	7.6
	V		4.4	4.7		3.6	6.6
	비(I/V)		1.1	2.4		1.4	1.7
	χ^2		10.404*	18.914**			
거 주 지 역	I 농촌	6.1	4.5	7.5	5.3	4.5	6.0
	II 도시	5.3	3.8	7.3	5.5	3.7	7.8
	비(I/II)	1.2	1.2	1.0	1.0	1.2	0.8
	χ^2	2.312	1.198	0.035			
평 균		5.5	3.9	7.5	-	-	-

주1) 성, 연령 표준화.

2) 직장보험: I 생산직 II 서비스직 III 중간관리직, 사무직 IV 전문직 V 기업주, 임직원 및 관리직.

지역보험: I 기타 II 농어민 III 생산직 IV 판매·서비스직 V 전문직.

3) *: $p<0.05$, **: $p<0.01$.

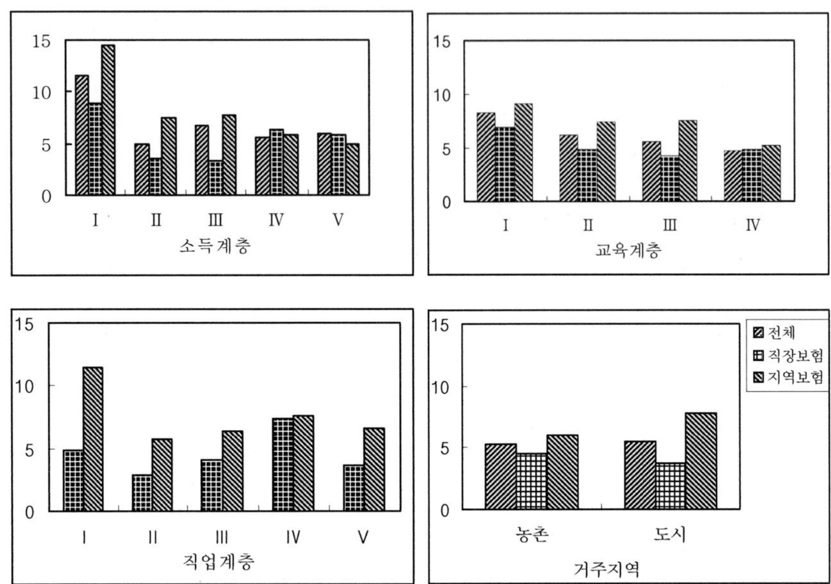

〈그림 4-7〉 사회계층별 의료보험유형별 대상자의 연간 표준화입원율

⟨표 4-11⟩ 사회계층별 의료보험유형별 조사대상자의 연간 재원일수

계 층	범 주	조사대상자 100명당 재원일수			조사대상자 100명당 표준화 재원일수[1]		
		전체	직장	지역	전체	직장	지역
소 득	Ⅰ 30만 원 미만	278.3	159.6	323.4	305.2	360.3	356.1
	Ⅱ 30~60만 원 미만	63.2	38.6	142.4	83.6	61.8	132.8
	Ⅲ 60~90만 원 미만	71.8	42.2	108.7	70.7	39.1	109.3
	Ⅳ 90~120만 원 미만	80.4	85.1	76.8	74.3	80.6	77.3
	Ⅴ 120만 원 이상	70.2	72.0	69.1	85.9	88.6	79.9
	비(Ⅰ/Ⅴ)	4.0	2.2	4.7	3.6	4.1	4.5
	F	23.652**	4.865**	14.464**			
교 육	Ⅰ 국교 이하	137.1	74.3	156.1	158.8	48.0	163.9
	Ⅱ 중졸	110.7	81.1	137.9	115.6	92.0	146.1
	Ⅲ 고졸	76.7	57.7	106.2	88.0	63.7	124.9
	Ⅳ 대졸 이상	48.9	28.6	94.6	55.6	36.9	90.2
	비(Ⅰ/Ⅳ)	2.8	2.6	1.7	2.9	1.3	1.8
	F	7.872**	2.448	1.655			
직 업[2]	Ⅰ	-	75.9	236.4	-	81.5	226.3
	Ⅱ		42.4	108.3		40.7	69.2
	Ⅲ		41.1	80.9		69.6	75.3
	Ⅳ		45.0	115.2		59.9	136.1
	Ⅴ		91.9	47.1		63.4	58.7
	비(Ⅰ/Ⅳ)		0.8	5.0		1.3	3.9
	F		1.936	5.497**			
거 주 지 역	Ⅰ 농촌	98.5	56.3	135.1	78.3	53.4	116.2
	Ⅱ 도시	85.1	55.3	125.0	87.5	54.2	132.6
	비(Ⅰ/Ⅱ)	1.2	1.0	1.1	0.9	1.0	0.9
	F	0.871	0.005	0.167			
평 균		88.2	55.5	127.7	-	-	-

주1) 성, 연령 표준화.
2) 직장보험: Ⅰ 생산직 Ⅱ 서비스직 Ⅲ 중간관리직, 사무직 Ⅳ 전문직 Ⅴ기업주, 임직원 및 관리직.
지역보험: Ⅰ 기타 Ⅱ 농어민 Ⅲ 생산직 Ⅳ 판매·서비스직 Ⅴ 전문직.
3) *: $p < 0.05$, **: $p < 0.01$.

3. 상병이환 시 이용의료기관 유형

의료이용수준 이외에 계층 간 의료서비스의 질적 차이를 파악하기 위해 〈표 4-12〉에서 조사기간 동안 상병이환 시 주된 치료처를 사회인구학적 특성별로 분석하였다.

성별 이용의료기관 유형을 보면, 외래와 입원 공히 별 차이가 없는 것으로 나타났으며, 연령계층별로는 외래의 경우 연령이 많을수록 약국보다 병원급 이상 의료기관을 이용하는 경향이 두드러졌고 통계적으로 유의하였다($p < 0.01$). 입원서비스를 보면 경제력이 높은 $45 \sim 59$세 연령층에서 종합병원급 의료기관을 이용하는 비율이 특히 높았으며 여타 연령층은 대체로 유사한 양상을 보였다($p < 0.05$).

소득계층별로는 외래서비스의 경우 소득수준이 높을수록 약국보다는 의원급 이상 의료기관을 이용하는 경향이 유의하게 높았으며($p < 0.01$), 입원은 최저소득층을 제외하고 대체로 소득수준과 종합병원급 의료기관의 이용확률이 비례하였다($p < 0.05$).

교육계층에 있어서는 학력이 높을수록 질적으로 우수한 병원급 의료기관에서 외래서비스를 이용하는 추세가 두드러졌으며($p < 0.01$), 입원진료도 유사한 경향이나 통계적으로 유의하지 않았다.

직업계층별로는 피고용자와 자영자 공히 직업적 지위가 높을수록 약국보다는 의원급 이상 의료기관을 외래치료처로 삼는 비율이 유의하게 높았고($p < 0.01$), 입원진료에 있어서도 외래와 유사한 경향을 보였으나 통계적인 의미는 없었다.

지역별로는 외래이용의 경우 농촌주민이 도시지역 거주자에 비해 의료기관을 이용하는 비율이 유의하게 많았고($p < 0.01$), 입원진료는 도시주민의 병원급 이상 이용비율이 다소 높은 것으로 나타났으나 통계적으로 유의하지 않았다.

자격유지기간과 부양가족수에 따른 이용의료기관의 유형에 있어서는 별 차이가 없었다. 의료보험유형별로는 지역의료보험 가입자가 직장보험에 비해 입원과 외래 공히 질이 높은 진료서비스를 이용하는 것으로 나타났다.

이에 따라 의료이용수준과 달리 전반적으로 사회경제적 지위가 높을수록 질이 우수한 의료서비스를 이용하는 경향이 큰 것으로 분석되어 가설과 일치하는 결과를 보였다.

〈표 4-12〉 사회인구학적 특성별 이용의료기관 유형

변수	범주		외래					입원				
		계	약국	의원급	병원급 이상	χ^2-test		계	의원급	병원급	종합 병원	χ^2-test
성 별	남성	100.0	40.6	44.2	15.2	3.443		100.0	20.7	26.8	52.5	0.180
	여성	100.0	41.9	45.5	12.7			100.0	19.8	28.8	51.4	
연 령	29세 이하	100.0	47.0	41.3	11.8	63.124**		100.0	21.6	31.4	47.1	13.225*
	30~44세	100.0	44.6	42.7	12.7			100.0	24.8	26.2	49.0	
	45~59세	100.0	37.7	45.7	16.6			100.0	11.4	25.7	62.9	
	60세 이상	100.0	25.8	54.6	19.6			100.0	24.7	27.0	48.3	
소 득	30만 원 미만	100.0	45.8	41.3	13.0	37.221**		100.0	11.7	23.3	65.0	16.216*
	30~60만 원 미만	100.0	42.5	45.8	11.7			100.0	21.9	32.4	45.7	
	60~90만 원 미만	100.0	42.4	43.0	14.6			100.0	29.2	22.7	48.1	
	90~120만 원 미만	100.0	42.1	43.4	14.5			100.0	17.4	27.0	55.7	
	120만 원 이상	100.0	27.8	53.2	19.0			100.0	15.1	29.0	55.9	
교 육	국교 이하	100.0	44.5	42.8	12.7	47.944**		100.0	20.0	29.3	50.7	3.967
	중졸	100.0	45.1	41.4	13.5			100.0	22.7	27.3	50.0	
	고졸	100.0	43.1	42.7	14.3			100.0	17.5	28.8	53.8	
	대졸 이상	100.0	31.0	51.7	17.3			100.0	19.2	22.0	58.9	
직 업	피고용자 생산직	100.0	45.0	42.2	12.8	30.287**		100.0	17.7	34.1	48.2	5.585
	서비스직	100.0	46.3	39.3	14.4			100.0	13.2	36.8	50.0	
	중간관리직	100.0	54.3	30.6	15.1			100.0	25.8	25.8	48.4	
	전문직	100.0	35.9	50.9	13.2			100.0	22.2	22.2	55.6	
	기업주. 임직원	100.0	23.9	52.2	23.9			100.0	-	50.0	50.0	
	자영자 기 타	100.0	50.0	43.9	6.1	67.665**		100.0	28.6	28.6	42.9	8.559
	농어민	100.0	46.1	39.5	14.4			100.0	23.5	20.6	55.9	
	생산직	100.0	43.8	40.9	15.3			100.0	17.7	20.6	61.8	
	판매·서비스직	100.0	25.8	58.5	15.8			100.0	25.4	29.9	44.8	
	전문직	100.0	31.3	49.1	19.6			100.0	12.5	26.4	61.1	
거주 지역	농촌	100.0	29.5	54.1	16.5	55.842**		100.0	23.6	25.0	51.4	1.257
	도시	100.0	44.5	41.6	13.9			100.0	19.3	27.5	53.3	

변수	범주	외래					입원				
		계	약국	의원급	병원급 이상	χ^2-test	계	의원급	병원급	종합 병원	χ^2-test
자격 유지 기간	1년 미만	100.0	44.6	40.6	14.7		100.0	17.1	22.9	60.0	
	1~2년 미만	100.0	45.2	39.6	15.2		100.0	15.4	37.2	47.4	
	2~5년 미만	100.0	42.9	43.0	14.1	19.832[*]	100.0	17.6	28.2	54.2	13.332
	5~10년 미만	100.0	36.7	48.6	14.7		100.0	26.0	22.1	51.9	
	10년 이상	100.0	39.4	47.9	12.7		100.0	17.2	37.9	44.8	
부양 가족수	2명 이하	100.0	40.6	43.6	15.9		100.0	18.8	30.1	51.1	
	3~4명	100.0	41.8	45.2	13.0	5.852	100.0	22.8	26.1	51.0	4.390
	5명 이상	100.0	39.5	44.3	16.2		100.0	17.2	22.2	60.6	
의료 보험 유형	직장의료보험	100.0	44.2	42.3	13.4	11.141[**]	100.0	18.9	31.8	49.3	4.058
	지역의료보험	100.0	38.5	46.2	15.3		100.0	21.2	23.9	54.9	
	계	100.0 (3,263)	41.0	44.6	14.4	-	100.0 (533)	20.6	27.2	52.2	-

주) [*]: p<0.05, [**]: p<0.01.

제4절 사회계층별 의료필요충족도

건강수준의 차이를 감안하지 않는 전통적인 이용지표의 경우 질병의 중증도를 반영하지 못하고 특히 의료필요는 소득을 비롯한 사회경제적 지위와 상관관계가 높기 때문에 각 계층별 의료이용량의 단순비교를 통해서는 동등한 필요를 가진 사람들이 동등한 의료이용을 했는지의 여부를 평가하는 데 제한점이 따른다. 이에 따라 Aday와 Andersen(1975)이 개발한 의료필요충족도지표를 불평등의 토대가 되는 사회계층변수와 연계시킨 접근방법이 형평성의 평가지표로 선호되고 있다(Davis, 1991; Aday and Andersen, 1975).

본 항에서는 Aday와 Andersen의 이용-장애비(use-disability ratio)지표를 수정한 급성이환자 100명당 외래이용경험률, 급·만성 이환자의 의사방문횟수 및 활동제한 100일당 의사방문횟수 등 세 가지 유형의 의료필요충족도지표를 통해 동등한 의료필요에 따른 동등한 접근성의 보장이 이루어지고 있는지를 분석함으로써 세 번째 가설을 검정할 것이다.

〈표 4-13〉과 〈그림 4-8〉은 사회계층별 의료보험유형별로 한 달간 급성상병자 100명당 외래이용경험률을 분석한 결과이다. 전체적으로 의료필요의 차이를 보정한 상태에서 사회경제적 지위가 낮은 계층에 유리한 충족도를 보이고 있으며 지역의료보험 적용자가 직장에 비해 급성이환자 100명당 외래이용경험률이 약간 높은 것으로 나타났다.

특히 주목할 만한 점은, 지역의료보험 가입자의 경우 모든 사회계층변수에서 급성이환자 100명당 외래이용경험률이 사회적 지위와 반비례하였고 통계적으로 유의하였으나(p<0.01), 직장의료보험 적용자는 계층 간 별 차이가 없이 형평한 상태를 유지하고 있었다. 이에 따라 의료체계 진입단계에서 사회경제적 지위가 낮은 계층에 불리한 불평등 양상은 발견되지 않았으며 오히려 반대의 결과를 보이는 것으로 분석되었다.

〈표 4-13〉 사회계층별 의료보험유형별 급성상병자의 한 달간 외래이용경험률

계 층	범 주	급성상병자 100명당 외래이용경험률			급성상병자 100명당 표준화 외래이용경험률[1]		
		전체	직장	지역	전체	직장	지역
소 득	I 30만 원 미만	66.9	42.1	72.6	59.2	37.6	66.4
	II 30~60만 원 미만	53.0	47.8	63.5	54.0	47.0	60.7
	III 60~90만 원 미만	53.8	50.3	57.4	55.0	50.7	59.2
	IV 90~120만 원 미만	55.1	51.0	57.6	54.6	51.7	59.0
	V 120만 원 이상	51.1	51.7	50.7	46.6	39.8	53.1
	비(I/V)	1.3	0.8	1.4	1.3	0.9	1.3
	χ^2	23.916**	2.574	32.156**			
교 육	I 국교 이하	64.4	48.8	67.7	54.8	37.3	62.2
	II 중졸	53.9	45.6	59.2	53.3	45.6	59.1
	III 고졸	50.5	49.2	52.2	51.9	49.7	55.6
	IV 대졸 이상	53.0	52.6	53.9	55.4	57.3	55.2
	비(I/IV)	1.2	0.9	1.3	1.0	0.7	1.1
	χ^2	37.060**	2.487	30.974**			
직 업[2]	I		46.3	65.9		44.8	61.9
	II		44.5	72.9		47.4	70.4
	III		53.1	56.3		50.1	52.0
	IV	-	58.8	51.5	-	54.5	55.0
	V		62.1	52.0		39.3	53.7
	비(I/V)		0.7	1.3		1.1	1.2
	χ^2		12.303*	51.808**			
거 주 지 역	I 농촌	65.2	46.1	72.6	59.9	45.9	67.8
	II 도시	51.7	50.2	53.4	52.5	50.1	55.1
	비(I/II)	1.3	0.9	1.4	1.1	0.9	1.2
	χ^2	39.588**	1.093	52.615**			
평 균		56.8	51.3	61.5	-	-	-

주1) 성, 연령 표준화.
2) 직장보험: I 생산직 II 서비스직 III 중간관리직, 사무직 IV 전문직 V기업주, 임직원 및 관리직
지역보험: I 기타 II 농어민 III 생산직 IV 판매·서비스직 V 전문직.
3) *: $p<0.05$, **: $p<0.01$.

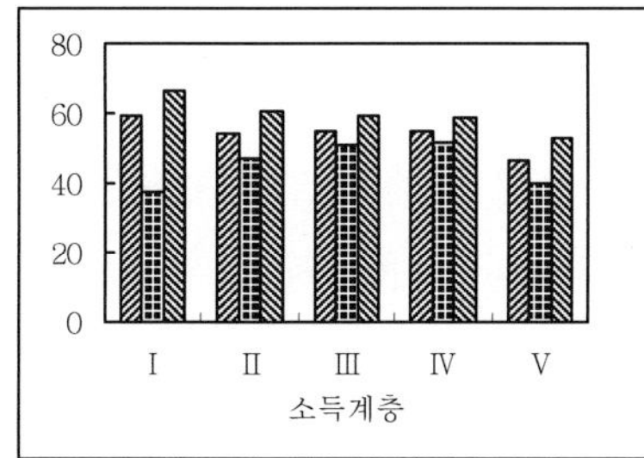
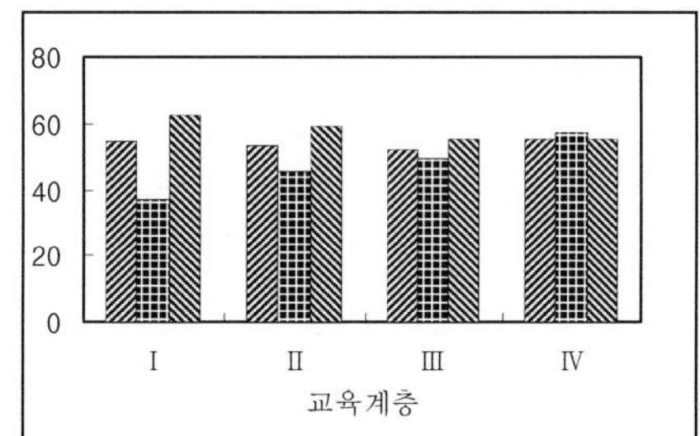
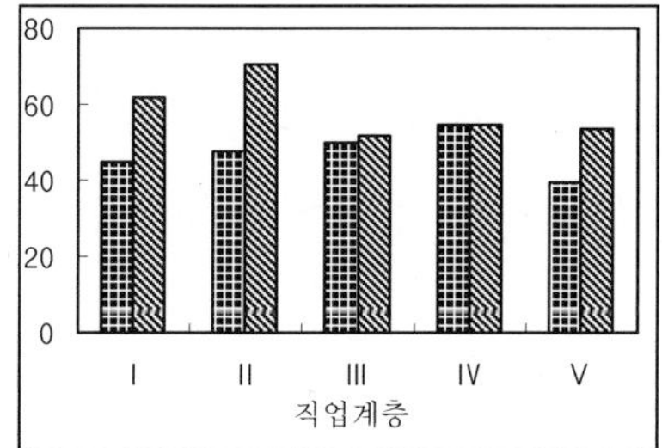
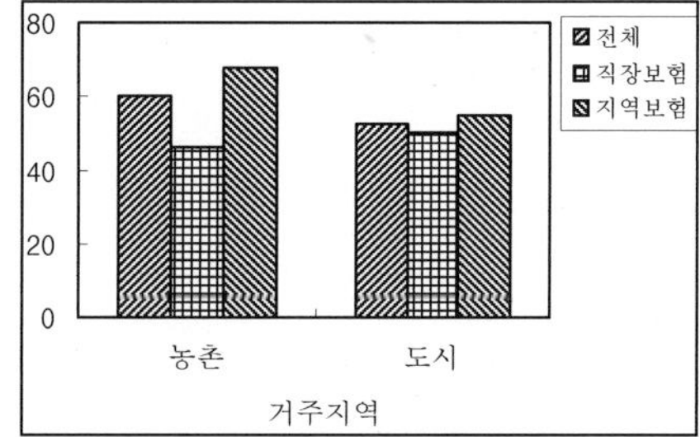

〈그림 4-8〉 사회계층별 의료보험유형별 급성상병자의 한달간
표준화외래이용경험률

　다음으로 상병이환자들이 의료체계 내에 진입한 이후 의료이용의 불평등 실태를 파악하기 위해 〈표 4-14〉와 〈그림 4-9〉에서 급성상병자 100명당 의사방문횟수의 계층 간 차이를 산출하였다.

　전체 평균을 보면 지역의료보험 가입자의 의료필요충족도가 다소 높았으나 계층 간 상대적 격차는 직장의료보험이 지역의료보험에 비해 작은 것으로 나타났으며 특히 후자의 경우 모든 사회계층변수에서 통계적으로 유의한 차이를 보였다.

　소득계층별로는 저소득층 일수록 급성이환자 100명당 의사방문횟수가 유의하게 많았으며($p<0.01$), 지역의료보험 역시 이와 동일한 경향을 보이고 있으나 직장의료보험의 경우 소득계층 간 별다른 차이를 나타내지 않았다. 교육수준에 있어서도 소득변수와 유사한 양상으로 저학력계층 일수록 급성이환자 100명당 의사방문횟수가 높았다($p<0.01$). 직업별로는 직장

의료보험의 경우 전문직 종사자, 지역보험은 농어민계층이 급성이환자 100명당 의사방문횟수가 가장 많았으며 여타 계층은 큰 차이를 보이지 않고 있다. 거주지역별로는 농촌지역이 도시지역에 비해 의료필요충족도가 높은 것으로 분석되었으나(p<0.01), 직장의료보험 적용자의 경우 저연령층의 생산직 근로자가 농촌지역에 다수 분포하고 있어 상반된 결과를 나타냈다.

이에 따라 급성상병자의 의사방문횟수 역시 외래이용경험률과 동일하게 사회경제적 지위가 낮은 계층에 유리한 분배양상을 보였으며 계층 간 상대적 차이는 전자가 더 큰 것으로 나타났다. 성과 연령별 구성비를 표준화 시킨 후에도 이러한 사회계층 간 차이는 대체로 비슷한 양태를 보이고 있다.

〈표 4-14〉 사회계층별 의료보험유형별 급성상병자의 한 달간 의사방문횟수

계 층	범 주	급성상병자 100명당 의사방문횟수			급성상병자 100명당 표준화 의사방문횟수[1]		
		전체	직장	지역	전체	직장	지역
소 득	I 30만 원 미만	338	165	379	284	117	342
	II 30~60만 원 미만	222	196	274	228	195	251
	III 60~90만 원 미만	240	240	240	253	242	263
	IV 90~120만 원 미만	198	232	178	208	230	202
	V 120만 원 이상	184	220	163	170	179	173
	비(I / V)	1.8	0.8	2.3	1.7	0.7	2.0
	F	7.282**	0.766	12.400**			
교 육	I 국교 이하	305	233	320	246	221	279
	II 중졸	227	207	240	212	196	227
	III 고졸	203	217	185	213	235	203
	IV 대졸 이상	192	210	152	196	232	159
	비(I / IV)	1.6	1.1	2.1	1.3	0.9	1.8
	F	9.957**	0.123	12.868**			
직 업[2]	I		199	279		181	260
	II		191	335		220	293
	III		237	241		227	240
	IV	-	296	187	-	246	206
	V		204	187		122	182
	비(I / V)		1.0	1.5		1.5	1.4
	F		1.028	8.055**			

계 층	범 주	급성상병자 100명당 의사방문횟수			급성상병자 100명당 표준화 의사방문횟수[1]		
		전체	직장	지역	전체	직장	지역
거 주 지 역	I 농촌	283	170	326	243	173	286
	II 도시	214	223	203	215	223	209
	비(I / II)	1.3	0.8	1.6	1.1	0.8	1.4
	F	13.281**	2.255	29.823**			
평 균		235	222	246	-	-	-

주1) 성, 연령 표준화.
  2) 직장보험: I 생산직 II 서비스직 III 중간관리직, 사무직 IV 전문직 V 기업주, 임직원
    및 관리직.
    지역보험: I 기타 II 농어민 III 생산직 IV 판매·서비스직 V 전문직.
  3) *: $p < 0.05$, **: $p < 0.01$.

112

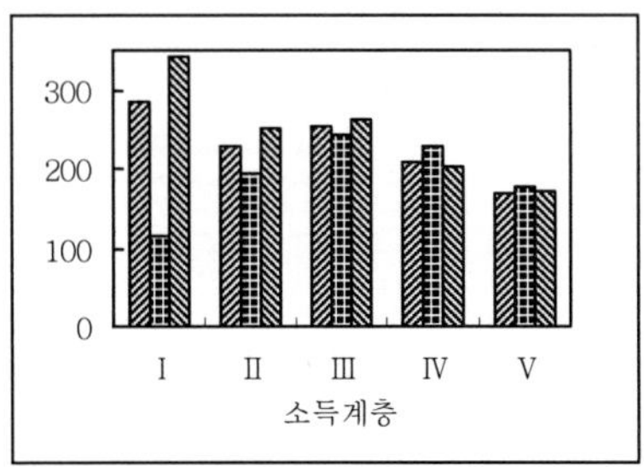

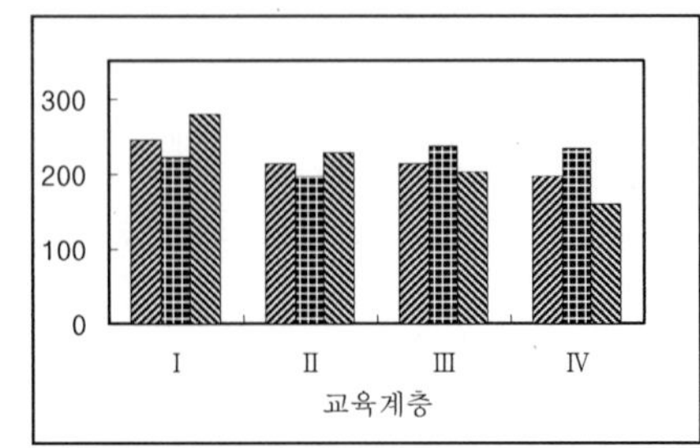

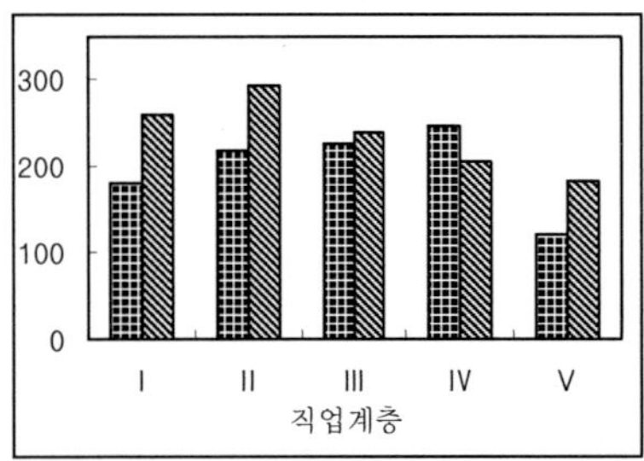

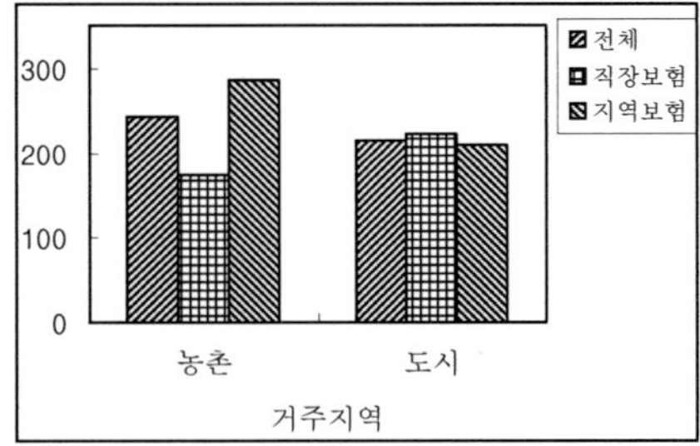

〈그림 4-9〉 사회계층별 의료보험유형별 급성상병자의 한달간
표준화의사방문횟수

〈표 4-15〉는 만성상병자의 1인당 연간의사방문횟수를 통해 소득계층 간 의료필요충족도를 산출한 결과이다.

본 연구에서는 만성상병에 의한 1년간 의료이용도를 조사하는 과정에서 응답자의 기억 차이에 따른 편의(recall bias)를 최소화하기 위해 자료의 여건상 진산화가 잘되이 있는 1개 직장조합의 피보힘자만을 대상으로 지난 1년간 만성상병에 의한 의료이용실적을 전산급여자료에서 추출하였으며 조사대상자수는 366명이었다.

전체적으로 소득수준과 만성상병자 1인당 연간의사방문횟수가 비례하는 것으로 나타났으며 특히 최고소득층과 최저소득층의 차이가 약 2배에 달하고 있다(p<0.01). 성별로는 남성이 여성보다 만성상병자 1인당 연간 의사방문횟수가 높았고 여성의 경우 소득과 정비례한 반면, 남성은 별다른 경향을 보이지 않고 있다. 연령별로는 나이가 많을수록 의료필요충족

도가 높았으며 특히 29세 이하와 45세 이상 연령층에서는 소득수준과 비례하고 있으나 연령을 통제할 경우 소득계층 간 차이가 작아지는 것으로 나타났다.

〈표 4-15〉 소득계층별 만성상병자 1인당 연간 의사방문횟수[1]

소 득 계 층	평 균	성 별		연 령		
		남	여	29세 이하	30~44세	45세 이상
Ⅰ 30~60만 원 미만	4.8(50)	7.6	4.1	3.3	8.7	9.0
Ⅱ 60~90만 원 미만	6.2(64)	6.0	6.6	5.1	6.0	9.6
Ⅲ 90~120만 원 미만	9.8(102)	10.2	7.1	6.4	9.8	11.6
Ⅳ 120만 원 이상	9.6(100)	9.5	11.4	-	7.9	12.3
F	5.424**					
평 균	7.0	8.3	5.5	4.1	8.0	11.0

주1) 1개 직장의료보험조합을 대상으로 분석한 결과임.
 2) ( )는 최상위계층을 기준으로 한 해당 계층의 상대지수임.
 3) **: $p < 0.01$.

동조합의 소득수준이 다소 높아 30만 원 미만의 최저소득층이 생략되어 있지만 급성과 만성상병의 필요에 따른 이용의 상대적인 차이를 파악하기 위해 〈표 4-14〉의 소득계층별 급성상병에 의한 의사방문횟수와 비교해 보면, 만성상병의 경우 고소득층에 유리한 분배양상을 보임으로써 급성상병과 정반대임을 알 수 있다. 이에 따라 성, 연령을 표준화시키지 않은 제한점이 있긴 하지만 만성상병의 경우 저소득층에 불리한 의료이용의 장벽이 존재하고 있음을 유추할 수 있다.

한편, 상병의 이환여부만을 가지고 계층 간 의료필요의 차이를 보정하는 것은 다소 무리가 있기 때문에 보수적인 지표로서 질병의 중증도를 반영하는 활동제한일수지표를 이용하여 사회계층별 의사방문횟수를 산출하였다(〈표 4-16〉, 〈그림 4-10〉 참조).

먼저 전반적인 분석에서 특기할 만한 점은 여타 의료필요충족도지표에서 대체로 사회경제적 지위가 낮은 계층에 유리한 불평등 분배를 보였던 것이 활동제한일수로 보정한 결과 계층 간 차이가 거의 없거나 심지어는 정반대의 양상을 초래하고 있다는 사실이다. 이는 동일한 유형의 상병일지라도 저소득층이 고소득층에 비해 중증도가 상대적으로 매우 심함을 시사해 준다. 특히 계층 간 별다른 차이를 노정하지 않았던 직장의료보험 적용자의 경우 소득수준과 의료필요충족도가 유의하게 비례한 반면($p < 0.05$), 지역의료보험 적용자는 지역변수를 제외하고 계층 간 차이가 거의 없는 것으로 나타났다.

그러나 직장과 지역의료보험 적용자의 절대적 차이는 아직도 후자에 유리한 방향으로 존재하고 있으며, 지역별로는 농촌지역주민의 의료필요충족도가 도시지역에 비해 여전히 높았다. 또한 연령별 의료필요충족도에 있어서는 가설과는 다르게 대체로 연령과 비례하였다.

결과적으로 상병자가 의료체계 내에 진입한 이후 계층 간 의료이용차이는 의료필요지표에 따라 각기 상이한 양상을 초래하고 있음을 알 수 있다. 급성상병이환자의 의료필요충족도는 사회경제적 지위가 낮은 계층에 유리한 의료이용상의 불평등을 보이는 반면, 만성상병의 경우 정반대로 나타났다. 또한 증상의 심각성을 보정하기 위해 활동제한일수로 의료필요를 통제한 후 의사방문횟수를 측정한 결과 계층 간 상대적 차이가 거의 없어져 동등한 의료필요에 따른 동등한 의료이용이 이루어지고 있음을 입증해 주었다.

〈표 4-16〉 사회계층별 의료보험유형별 한 달간 활동제한 100일당 의사방문횟수

계 층	범 주	활동제한 100일당 의사방문횟수			비(ratio)[1]		
		전체	직장	지역	전체	직장	지역
연 령	Ⅰ 20~29세	73.9	69.4	100.8	70	87	94
	Ⅱ 30~44세	83.2	82.5	84.8	79	104	79
	Ⅲ 45~59세	90.5	90.2	90.6	85	113	85
	Ⅳ 60세 이상	105.9	79.5	107.1	100	100	100
	F	2.738*	0.713	2.153			
소 득	Ⅰ 30만 원 미만	78.9	58.6	89.6	70	51	81
	Ⅱ 30~60만 원 미만	75.2	66.7	92.1	67	58	83
	Ⅲ 60~90만 원 미만	91.9	85.8	98.8	82	75	89
	Ⅳ 90~120만 원 미만	87.3	101.2	78.3	78	88	71
	Ⅴ 120만 원 이상	112.5	114.4	111.0	100	100	100
	F	1.421	2.312*	0.709			
교 육	Ⅰ 국교 이하	86.9	63.8	91.9	79	54	102
	Ⅱ 중졸	83.4	66.4	99.0	76	56	110
	Ⅲ 고졸	79.4	73.6	89.9	72	62	100
	Ⅳ 대졸 이상	109.8	118.3	90.1	100	100	100
	F	1.651	0.423	0.261			
직 업[2]	Ⅰ	-	62.6	86.6	-	58	81
	Ⅱ		56.4	129.8		53	122
	Ⅲ		116.1	68.7		108	65
	Ⅳ		120.8	82.6		113	78
	Ⅴ		107.1	106.5		100	100
	F		1.895	1.803			
거 주 지 역	Ⅰ 농촌	100.2	57.8	118.3	124	71	149
	Ⅱ 도시	80.9	81.9	79.6	100	100	100
	F	1.980	0.823	8.847**			
평 균		85.6	78.1	90.3	-	-	-

주1) 최상위계층을 기준으로 한 해당 계층의 상대지수임.
 2) 직장보험: Ⅰ 생산직 Ⅱ 서비스직 Ⅲ 중간관리직, 사무직 Ⅳ 전문직 Ⅴ기업주, 임직원 및 관리직.
  지역보험: Ⅰ 기타 Ⅱ 농어민 Ⅲ 생산직 Ⅳ 판매·서비스직 Ⅴ 전문직.
 3) *: $p < 0.05$, **: $p < 0.01$.

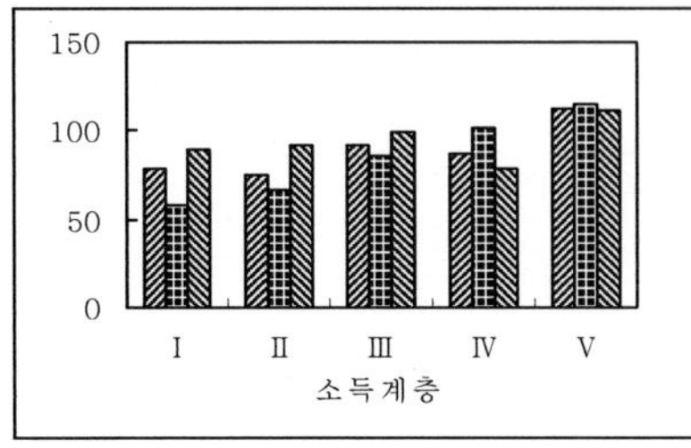

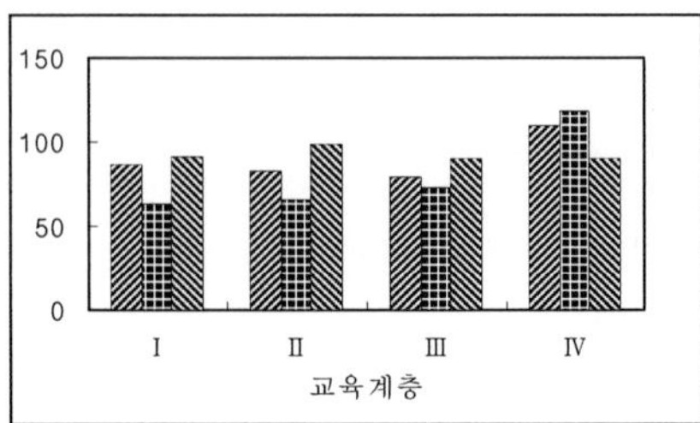

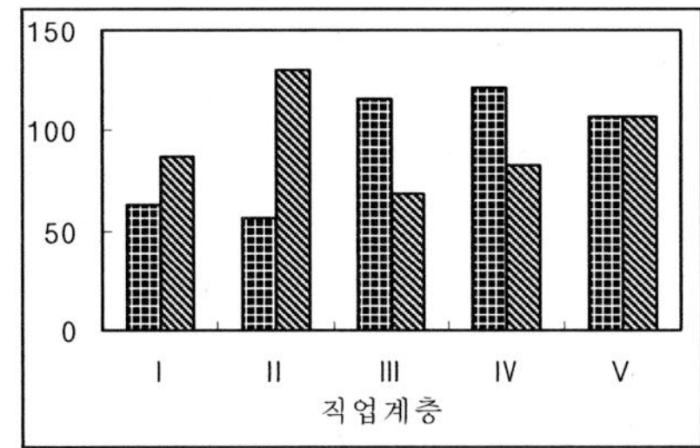

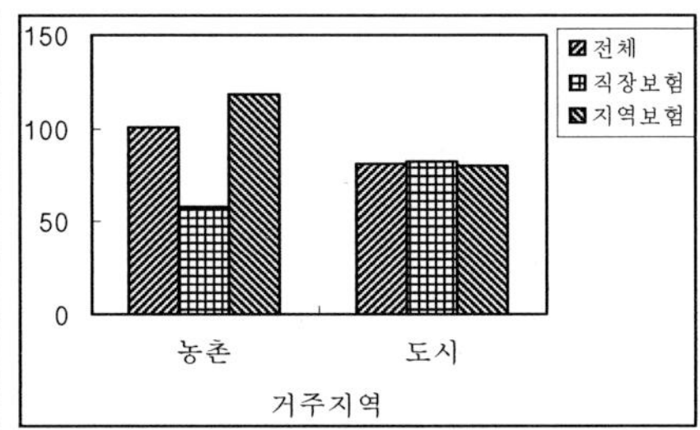

〈그림 4-10〉 사회계층별 의료보험유형별 한달간 활동제한 100일당
의사방문횟수

제5절 의료이용의 불평등도 측정

본 연구에서는 Le Grand 접근방법의 단점을 보완하기 위해 각 소득계층의 성과 연령 구성비를 전체 조사대상집단의 분포와 일치시킨 성·연령 표준화 집중곡선 접근방법을 채택하였다. 성·연령 표준화 이용집중지수에서 성·연령 표준화 이환집중지수를 뺀 값이 성·연령 표준화 Le Grand 지수로서 이는 전체 집단의 소득계층별 의료이용의 불평등도가 되며 양(+)의 값을 가지면 고소득층에 유리한 불평등, 음(-)의 값을 보이면 저소득층에 유리한 불평등이 존재하는 것으로 볼 수 있다.

〈표 4-17〉은 불평등의 핵심적 토대인 소득변수와 연계시켜 각 계층의 급성상병에 의한 의료필요 및 의료이용 점유율을 구한 후, 전체 표본집

단의 성과 연령별 분포를 기준으로 표준화 시킨 결과를 제시한 것이다. 이를 기초로 〈그림 4-11〉에서 성·연령 표준화 집중곡선을 도출한 다음, 성·연령 표준화 집중지수와 성·연령 표준화 Le Grand 지수를 산출하였다.

성·연령 표준화 집중지수의 경우 급성상병을 제외하고 모든 의료필요 및 이용지표에서 음(−)의 값을 지니고 있어 건강상태는 저소득층에 불리한 반면, 의료이용은 저소득층에 유리한 불평등이 존재하고 있음을 알 수 있다. 절대값을 보면 활동제한일수와 같이 증상의 심각성을 반영하는 지표의 불평등도가 가장 큰 것으로 나타났다.

가장 평등한 상태를 기준으로 유리한 분배상태를 보이는 계층과 불평등의 정도를 파악하기 위해 의료이용지표로 의사방문횟수를 선정하여 각 의료필요지표와 대응시켜 성·연령 표준화 Le Grand 지수를 산출한 결과, 급성상병 이환율과 불건강평가지표를 적용할 경우 저소득층에 유리한 분배양상을 노정하는 데 비해 활동제한일수지표는 고소득층에 유리한 분배를 초래하는 것으로 분석되었다.

이와 같은 결과는 제4절의 분석내용과 대체로 일치하며 전체 집단의 분배양상을 하나의 수치로 일목요연하게 제시해 준다는 점에서 방법론적 의의가 크다. 여기서 지수의 절대값을 보면 절대적인 기준은 없지만 전반적으로 불평등도가 크지 않음을 알 수 있다. 그러나 유리한 의료서비스 분배를 나타내는 계층의 확인 시 의료필요지표의 선택여하에 따라 상이한 결과를 보이고 있어 불평등의 분석 시 지표의 선택 및 결과해석에 신중을 기해야 할 것이다.

〈표 4-17〉 소득계층별 급성상병 의료필요 및 의료이용의 표준화 분포[1]

소득계층	인구비율	의료필요지표			의료이용지표
		급성이환 비 율	활동제한 일수비율	불 건 강 평가비율	의사방문 횟수비율[2]
Ⅰ 30만 원 미만	8.3	8.8	15.3	9.6	11.4
Ⅱ 30~60만 원 미만	29.6	28.9	34.0	32.0	29.5
Ⅲ 60~90만 원 미만	28.7	26.1	24.9	28.3	28.8
Ⅳ 90~120만 원 미만	18.5	18.3	16.8	16.5	17.0
Ⅴ 120만 원 이상	14.9	17.9	9.1	13.6	13.2
성·연령 표준화 이환집중지수 ($C_{ill}+$)	-	0.023	-0.149	-0.046	-
성·연령 표준화 이용집중지수 ($C_{uti}+$)	-	-	-	-	-0.049
성·연령 표준화 $HI_{LG}+$	-	-0.072	0.100	-0.003	-

주1) 전체 조사대상자를 분석한 결과임.
  2) 각 집단의 성·연령 표준화 의사방문횟수/성·연령 표준화 총의사방문횟수×100

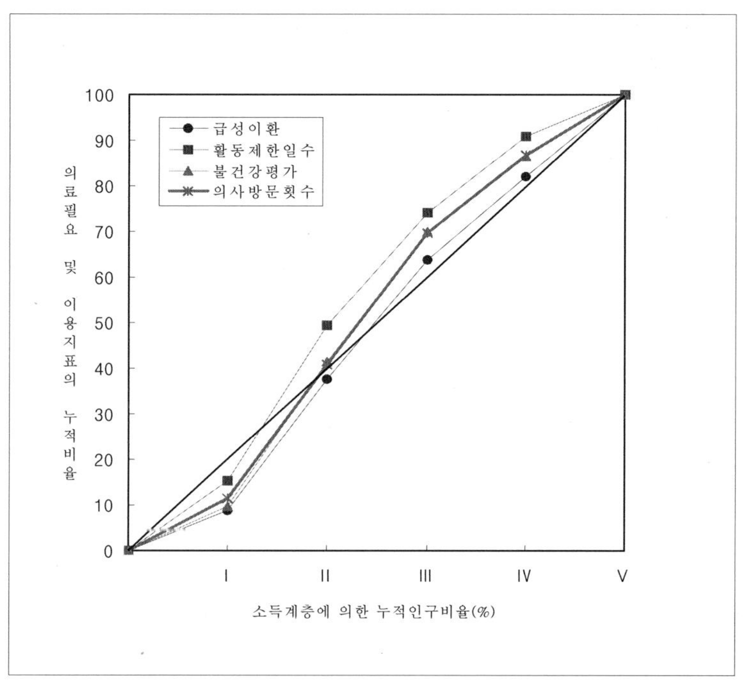

〈그림 4-11〉 소득계층별 표준화 집중곡선: 급성상병

다음으로 만성상병에 따른 의료이용실적을 조사한 1개 직장의료보험 조합의 피보험자를 대상으로 표준보수등급의 상대적 분포에 의해 소득계층을 구분하고 성, 연령별 구성비의 차이를 표준화 시킨 후 〈표 4-18〉과 〈그림 4-12〉를 통해 소득계층 간 불평등도를 산출하였다.

결과를 보면, 성·연령 표준화 집중지수의 유형에 관계없이 양(＋)의 값으로 나타나 상병점유율과 의료이용점유율 공히 고소득층에 치우친 분배양상임을 알 수 있다.

성·연령 표준화 이용지수에서 성·연령 표준화 이환지수를 뺀 표준화 Le Grand지수를 산출하면, 의사방문횟수와 보험급여비 모두 양(＋)의 값을 보여 만성상병 점유율 대비 의료이용실적이 상대적으로 고소득층에 유리한 결과를 초래하였다. 또한 불평등도의 크기는 의료이용지표로 의사방문횟수보다 보험급여비지출을 적용할 때 더 높게 나타났다.

〈표 4-18〉 소득계층별 만성상병 의료필요 및 의료이용의 표준화 분포

소득계층[1]	인구비율	의료필요지표	의료이용지표	
		만성이환비율[2]	의사방문횟수비율	보험급여비 지출비율[3]
Ⅰ 29등급 이하	22.4	17.4	13.0	9.5
Ⅱ 30~33등급	27.0	28.7	26.0	22.7
Ⅲ 34~40등급	26.7	26.9	28.1	28.8
Ⅳ 41~53등급	23.9	26.9	32.9	39.0
표준화이환집중지수 (C_{ill})	-	0.057	-	-
표준화이용집중지수 (C_{uti})	-	-	0.147	0.232
표준화 HI_{LG}	-	-	0.090	0.175

주1) 표준보수등급 기준.
  2) 각 집단의 성·연령 표준화 만성상병자수/성·연령 표준화 총만성상병자수×100
  3) 각 집단의 성·연령 표준화 보험급여비지출/성·연령 표준화 총보험급여비지출
    ×100

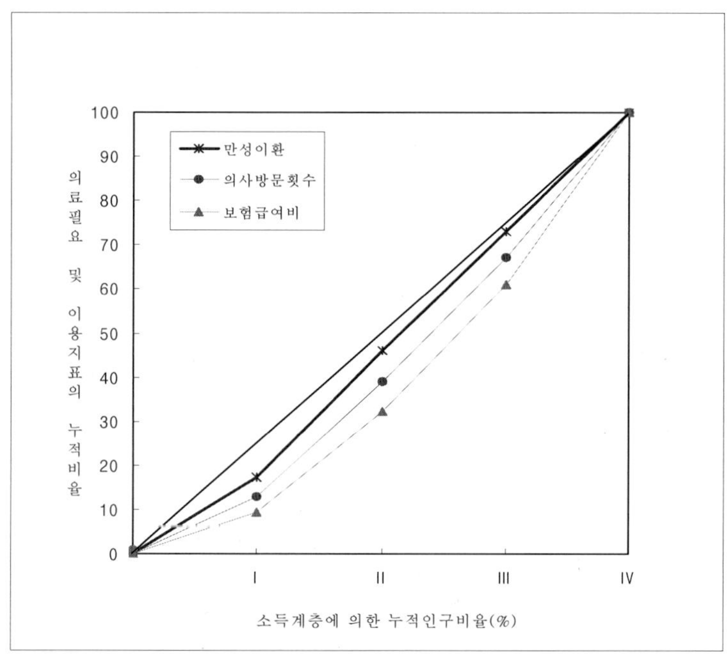

〈그림 4-12〉 소득계층별 표준화 집중곡선: 만성상병

제6절 의료이용의 불평등 요인분석

　현재까지의 분석결과는 성, 연령 이외의 주요변수들을 통제하지 않고 이변량분석에 의해 사회계층별 불평등 양상을 기술하거나 불평등의 핵심 변수인 소득변수를 기초로 불평등지수를 산출하는 데 주안점을 두었다. 그러나 의료이용은 많은 요인들이 관여하기 때문에 불평등의 평가변수인 사회경제적 변수가 의료이용에 미치는 영향을 정확하게 파악하기 위해서는 제반 요인들을 통제하는 것이 중요하다.

　본 항에서는 선행연구고찰을 토대로 의료이용의 차이에 영향을 미칠 것으로 예상되는 주요변수들을 선정한 후 Andersen의 행태모형을 수정하여 〈표 4-19〉와 같이 본 연구목적에 적합한 모형을 구성하였다. 여기서 의료이용유무 및 이용량의 차이를 설명하는 데 소득, 교육 및 의료보험유형 등의 사회경제적 변수가 유의한 것으로 판명되었을 때 불평등이 존재하는 것으로 평가할 수 있다.

의료이용의 불평등요인을 정확하게 추정하기 위해서는 의료이용량의 차이뿐만 아니라 의료체계 진입단계에서 이용확률에 영향을 미치는 요인을 함께 분석하는 것이 결과해석의 타당성 측면에서 바람직하다. 이에 따라 의료이용을 진입단계와 진입 이후로 구분하여 접근하였다.

진입단계의 의사방문여부는 로지스틱 회귀분석을 적용하였고 진입 이후의 의료이용량을 종속변수로 한 분석은 표본의 자가선택성 편의(self-selectivity bias)를 보정하기 위해 이단계추정법(two-stage estimation)을 시행하였다.

1. 의료체계 진입단계의 불평등 요인분석

의료체계의 진입단계에서 이용확률에 영향을 미치는 주요 변수의 효과를 파악하기 위해 한 달간 의사방문유무를 종속변수로 한 로지스틱 회귀분석 시행결과가 〈표 4-20〉에 제시되어 있다. 분석모형은 적합하고 통계적으로 유의한 것으로 나타났으며(p<0.01), 주요 분석결과는 다음과 같다.

〈표 4-19〉 다변량분석에 사용된 변수

변 수 구 분		변 수 명	측 정 단 위	비 고
종 속 변 수		의사방문유무 의사방문횟수	(0,1) 실수	전체 조사대상자 의료이용자
설 명 변 수	인 구 학 적 변 수	성 별 연 령	(0,1) (0,1)	여성 기준 60세 이상 기준
	사 회 경 제 적 변 수	소득 　30만 원 미만 　30~60만 원 미만 　60~90만 원 미만 　90~120만 원 미만 교육수준 의료보험 유형 거주지역 자격유지기간 부양가족수	 (0,1) (0,1) (0,1) (0,1) 실수(교육기간) (0,1) (0,1) 실수(개월) 실수(명)	120만 원 이상 기준 지역보험적용자 기준 농촌기준
	의 료 필 요 변 수	활동제한일수 본인평가건강상태	실수(일) (0,1)	 건강한자 기준

주1) 전체 조사대상자 가운데 각 변수의 missing value는 제외하고 분석하였음.
　2) 측정단위가 (0, 1)로 표시된 것은 Dummy 변수임.

　의료이용의 불평등에 대한 평가변수로 가장 중요한 소득변수가 통계적으로 유의하지 않았는데 이는 여타 변수를 통제했을 때 소득수준에 따른 의료체계 내의 진입장벽이 없다는 것을 의미하며 조사대상자의 교육변수가 유의하지 않게 나타난 점과 더불어 의료서비스 분배의 형평성 측면에서 바람직한 현상으로 간주된다.

　이에 반해, 의료보험유형변수가 유의한 것으로 나타났는데(p<0.01), 이와 같이 지역의료보험 적용자가 직장의료보험 적용자보다 의사를 방문할 확률이 높은 이유는 직업의 성격상 전자의 경우 자영업에 종사하기 때문

에 사업장에 근무하는 후자에 비해 상대적으로 의료이용여건이 나은 점이 작용한 것으로 보인다.

자격유지기간이 길수록 의료이용확률이 유의하게 높게 나타난 것은 의료보험가입기간과 의료이용도가 비례한다는 기존의 연구와 일치한다(p<0.01). 그 이외의 사회경제적 변수인 거주지역과 부양가족수는 의료이용 결정요인으로서 통계적인 의미를 지니지 못한 것으로 분석되었다.

다음으로 인구학적 변수를 보면 여성이 남성에 비해 의료서비스를 이용할 확률이 유의하게 높게 나타났는데 여성의 경우 의료필요가 상대적으로 크다는 점에서 당연한 결과로 볼 수 있다(p<0.05). 연령변수의 경우 통계적인 유의성을 보이지 않았으며 이는 취약계층에 해당하는 노인연령층이 청장년층에 비해 의료이용 진입단계에서 별 다른 장애를 느끼지 않고 있다는 점을 의미하는 것이다.

그리고 의료이용의 가장 직접적인 결정요인에 해당하는 의료필요변수는 모두 통계적으로 유의하였다(p<0.01).

2. 의료체계 진입 이후의 불평등 요인분석

상병자를 대상으로 의료이용량의 차이에 영향을 미치는 요인을 파악하기 위해 한 달간 의사방문횟수를 종속변수로 이단계회귀분석(two-stage estimation)을 수행한 결과가 〈표 4-21〉이다.

전체 모형의 설명력은 18%로서 통계적으로 적합한 것으로 나타났으며(p<0.01), 자가선택성 편의(self-selectivity bias)의 보정 또한 통계적으로 유의하였다(p<0.1). 주요 분석결과를 살펴보면 다음과 같다.

〈표 4-20〉 전체 조사대상자의 한 달간 의사방문유무에 대한 로지스틱 분석결과

설 명 변 수		회귀계수(B)	표준오차(S.E.)	T
인구학적변수	성 별	-0.202[*]	0.105	-1.921
	연 령	-0.135	0.155	-0.870
사회경제적변수	소득			
	30만 원 미만	0.006	0.187	0.035
	30~60만 원 미만	0.002	0.138	0.018
	60~90만 원 미만	-0.199	0.123	-1.613
	90~120만 원 미만	-0.107	0.129	-0.829
	교육수준	0.014	0.015	0.943
	의료보험유형	-0.725[***]	0.097	-7.496
	거주지역	0.095	0.103	0.927
	자격유지기간	0.006[***]	0.001	5.294
	부양가족수	-0.010	0.026	-0.404
의료필요변수	활동제한일수	0.201[***]	0.016	12.667
	본인평가건강상태	0.737[***]	0.082	9.002
상 수		-2.315[***]	0.280	-8.280
χ^2			993.4[***]	
표본수			8,424	

주1) [*] : p<0.1 [**] : p<0.05 [***] : p<0.01.

　의료이용확률과 마찬가지로 소득변수가 통계적으로 유의하지 않게 나타났는데 이를 통해 환자가 의료체계 내에 진입한 이후에도 소득계층 간 의료이용량의 차이가 존재하지 않는다는 해석이 가능해진다. 그러나 현실적으로 본인부담금이 높은 의료보험제도를 감안하면 매우 이례적으로 볼 수 있는데 이는 그동안 소득수준이 급격히 증가한 데 비해 정부의 의료보험 수가통제로 인해 경제적 요인에 의한 장벽이 완화된 데 따른 것으로 유추된다. 또한, 진입단계에서 유의하지 않았던 교육변수의 경우 의사방문횟수에 대해서도 통계적인 의미를 지니지 못했다.

　주목할 만한 사실은 의료이용확률에 유의한 영향을 미쳤던 의료보험 유형변수가 통계적인 유의성을 상실하였는데, 이에 따라 의료체계 내에 진입한 이후 의료이용량의 차이에 주요 사회경제적 변수가 모두 영향을 미치지 못하는 것으로 나타났다.

　한편, 의료이용 진입단계에서 유의한 변수였던 자격유지기간은 계속 통계적으로 유의하였는데($p < 0.05$), 이는 적용인구의 보험가입기간과 의료이용도의 상관관계를 감안할 때 중요한 의의를 지닌다고 볼 수 있다. 즉 보험적용기간이 오래될수록 의료이용에 대한 정보가 많아지고 의료기관에 대한 친숙도가 높아짐에 따라 당연히 의료이용도가 증가하리라고 예상할 수 있으며 특히 경제적 요인에 의한 의료이용의 불평등이 해소된 후에는 중요성이 더욱 커지게 된다.

　이와 함께 부양가족수가 많을수록 의사방문횟수가 유의하게 높았는데($p < 0.1$), 본 조사가 개인단위의 의료이용조사임을 고려할 때 연령과의 높은 상관관계에 기인한 것으로 보인다. 그리고 거주지역 변수의 경우 의사방문횟수를 설명하는 요인으로 유의성을 지니지 못했는데 이는 진입단계에서도 유의한 영향을 나타내지 못한 점과 더불어 그동안 취약계층으로 분류되어 온 농촌주민의 형평성이 개선되었다는 사실을 의미하는 것이다.

　인구학적 변수를 보면, 여성의 의료이용도가 유의하게 높았고($p < 0.01$), 연령에 따른 의료이용량의 차이가 통계적으로 유의하지 않은 것으로 나타나 의료체계 진입 이후에도 노인연령층이 불이익을 받고 있지 않음을 알 수 있다.

　의료필요변수의 경우 의료이용확률과 마찬가지로 의사방문횟수를 설명하는 데 중요한 요인임을 확인할 수 있었으며 의료이용량과 정의 관계를 보였다.

〈표 4-21〉 외래이용자의 한 달간 의사방문횟수에 대한 이단계추정법
　　　　　　분석결과

설 명 변 수		회귀계수(B)	표준오차(S.E.)	T
인구학적변수	성 별	-1.567^{***}	0.483	-3.245
	연 령	0.397	0.659	0.602
사회경제적변수	소득			
	30만 원 미만	-0.646	0.766	-0.844
	30~60만 원 미만	-0.371	0.573	-0.647
	60~90만 원 미만	-0.226	0.547	-0.413
	90~120만 원 미만	-0.501	0.545	-0.920
	교육수준	-0.073	0.063	-1.160
	의료보험유형	-0.630	0.830	-0.759
	거주지역	-0.411	0.453	-0.907
	자격유지기간	0.018^{**}	0.008	2.298
	부양가족수	0.183^{*}	0.110	1.670
의료필요변수	활동제한일수	0.561^{***}	0.152	3.699
	본인평가건강상태	1.345	0.859	1.566
	상 수	-3.921	4.531	-0.865
	λ	4.242^{*}	2.451	1.731
	R^2		0.18	
	F		13.187^{***}	
	표본수		1,431	

주1) *: p<0.1　**: p<0.05　***: p<0.01.

제5장 연구결과의 고찰

이론적인 고찰을 통해 의료서비스 분배의 형평성에 대한 실질적 정의로 '동등한 의료필요에 따른 동등한 접근성의 보장'을 채택하고, 전 국민의료보험이 시행되고 있는 현 시점에서 건강수준 및 의료서비스의 분배가 사회계층 간 차이 없이 형평하게 이루어지고 있는지에 초점을 맞추어 연구가설을 설정한 다음 포괄적인 연구모형에 의거 실증분석을 시도하였다.

연구자료는 의료보험연합회의 협조를 얻어 직장 및 지역의료보험 가입자의 전국적 현황과 가장 유사한 분포를 보이는 의료보험조합 가운데 직장 3개 조합과 지역 5개 조합을 임의로 표본추출한 다음, 전자의 경우 피보험자, 후자는 세대주를 대상으로 구조화된 설문조사방식에 의해 수집하였다. 이에 따라 분석단위는 통상적인 접근방법에서 선택하고 있는 일반가구가 아니라 개인이 되는데, 기존의 여러 연구에서 분석단위가 연구결과에 별 다른 영향을 미치지 않는 것으로 판명되었고(박현애·송건용, 1994), 의료이용연구가 과거의 가구단위에서 현재 개인단위로 옮겨가는 추세임을 감안하면(Aday, 1995) 결과해석에 문제가 없는 것으로 판단된다.

연구모형 및 분석방법의 경우 그동안 대다수의 불평등 연구가 특정지표에 국한된 부분적인 접근에 그치는 경향이 있었으나, 본 연구에서는 형평성의 다차원적이고 광범위한 특성을 감안하여 불평등의 전반적인 양상분석, 불평등도 측정 및 불평등 요인분석 등으로 포괄적이고 단계적인 접근을 시도하였다. 특히 의료이용의 불평등 요인을 파악하기 위한 다변량분석방법에 있어 기존의 의료이용 연구에서 개선해야 할 중요한 과제인 자가선택성 편의(self-selectivity)를 보정하기 위해 이단계추정법(two-stage estimation)을 적용한 점은 방법론적 측면에서 의의가 크다고 할 수 있다.

다음으로 연구결과를 보면, 먼저 사회계층 간 건강상태의 차이가 있는 지를 검토하기 위해 소득, 교육, 직업 및 거주지역 등의 주요 사회경제적 지위를 대변하는 변수와 의료필요지표를 연계시켜 분석한 결과, 모든 사회계층에서 계층적 지위가 낮을수록 건강상태가 열악한 것으로 나타나 이환율지표에 의해 건강수준의 불평등을 파악한 기존의 연구와 유사한 결과를 보였다(Ries, 1985; Blaxter, 1989; Haynes, 1991; O'Donnell and Propper, 1991). 특히 상병의 유형별로는 만성질환이 급성상병에 비해 계층 간 상대적 차이가 훨씬 컸으며, 활동제한일수와 같이 질병의 중증도를 반영하는 지표로 건강상태의 차이를 보정할 경우 사회경제적 지위가 낮은 계층에 불리한 방향으로 계층 간 격차가 더욱 벌어진 점은 Blaxter(1989) 및 배상수(1992)의 연구결과와 동일하다. 그리고 건강수준의 차이에 가장 큰 영향을 미치는 것으로 알려진 성과 연령 구성비를 표준화 시킨 결과, 전체 조사대상자와 지역의료보험 가입자의 경우 계층 간 상대적 차이가 줄어들었는데 이는 O'Donnell과 Propper(1991)가 지적한 바와 같이 이환율이 평균보다 높은 고연령층이 사회경제적 지위가 낮은 계층에 상대적으로 많이 분포하고 있기 때문으로 간주된다. 직장의료보험 적용자는 연령과 사회경제적 지위가 비례하는 가입자의 특성상 이와 상이한 양상을 나타냈다.

건강수준의 불평등도를 하나의 객관적인 수치로 집약시킨 성·연령 표준화 이환집중지수를 산출한 결과, 급성상병지표를 제외하고 만성상병, 활동제한일수 및 본인평가 건강상태지표 등에서 음(-)의 값을 보여 저소득층에 불리한 상병의 분배양상을 초래하였다. 여기서 불평등도의 크기에 있어서는 질병의 중증도를 반영하는 활동제한일수지표가 가장 컸으며, 다음으로 주관성이 상대적으로 강한 본인평가 건강상태지표의 불평등도가 높았고 만성과 급성이환율지표가 그 뒤를 이었다. 본인평가 건강상태지표가 활동제한일수지표 다음으로 불평등도가 높게 나타난 사실은

OECD 10개국을 대상으로 한 Wagstaff과 Doorslaer(1993)의 연구에서 실제 상병의 이환여부 내지는 중증도 지표보다 본인평가 건강상태지표에 의한 불평등도가 가장 높았던 결과와 다소 다른 양상이다. 그러나 의료필요지표에 따라 불평등도가 달리 산출된 점은 지표의 선택이 불평등의 측정에 영향을 미친다는 Blaxter(1989)의 연구결과와 동일하며 이에 따라 건강수준의 불평등도 측정 시 의료필요지표의 선정이 매우 중요함을 시사해주고 있다.

다음으로 사회계층 간 의료이용의 차이가 존재하고 있는지의 여부를 검정하기 위해 건강상태의 차이를 감안하지 않은 전통적인 의료이용지표를 적용하여 계층 간 차이를 분석한 결과, 한 달간 외래이용실적의 경우 대체로 사회경제적 지위가 낮은 계층에 유리한 결과를 보였으며 거주지역별로도 농촌지역주민이 도시지역보다 유의하게 많았고 특히 지역의료보험 가입자가 직장의료보험보다 약 50% 이상 높은 이용량을 나타내 본 연구의 가설과는 다른 양상을 초래하였다. 그러나 직장의료보험 적용자의 경우 계층 간 상대적 격차가 거의 없는 것으로 분석되어 분배의 형평성 측면에서는 지역의료보험 가입자보다 바람직한 상태로 나타났다. 연간 입원의료이용실적에 있어서도 외래와 마찬가지로 사회경제적 지위가 낮은 계층에 유리한 결과를 보여주고 있으며 지역 간 차이는 통계적으로 유의하지 않았고 성과 연령별 구성비를 표준화 시킨 후에도 외래와 입원 공히 이러한 양상은 동일하였다.

이와 같이 소득, 교육, 직업 및 거주지역 등의 주요 사회경제적 변수에서 하위계층에 유리한 분배양상을 보인 점과 지역의료보험 가입자의 의료이용이 직장의료보험 적용자를 훨씬 상회하고 있는 점은 박경숙·박능후(1990)의 연구와 '89년과 '92년의 국민건강조사자료를 기초로 의료이용양상을 분석한 송건용 등(1993)의 비교적 최근 연구와 비교할 때 매우 다른 결과로서 주목할 만하다. '94년 현재 직장과 지역의료보험 가입자의 전국적인 의료이용수준을 보면, 1인당 연평균 외래내원일수의 경우 직장은 8.3회, 지역은 7.6회로서 직장의료보험 가입자가 높은 데 반해, 100명당 입원건수와 재원일수지표는 직장이 각각 7.2건과 64일, 지역이 7.3건과 75.2일로서 지역의료보험 적용자의 입원이용수준이 높게 나타나 본 연구결과와 비교할 때 입원의료이용은 전국적인 양상과 유사한 경향을 보이나 외래이용은 다소 상이함을 알 수 있다. 본 연구의 조사표본이 전국을 모집단으로 하지 않은 제한점이 있긴 하지만 특정지역에 국한하지 않고 비교적 표본수도 많다는 사실을 감안하면 표본선정 및 조사방법상의 오류에 기인한다기보다 의료이용 측면에서 상당한 변화가 있었다는 증거로 받아들일 수 있으며 향후 새로운 조사를 통해 이에 대한 타당성 검증과 원인을 분석할 필요가 제기된다.

한편, 계층 간 의료서비스의 질적 차이를 파악하기 위해 상병이환 시 주로 이용하는 치료기관의 유형을 사회계층별로 조사한 결과, 의료이용도와 달리 전반적으로 사회경제적 지위가 높을수록 질이 우수한 의료서비스를 이용하고 있어 본 연구의 가설과 일치하는 결과를 보였다. 특히 외래서비스의 경우 소득, 교육 및 직업 등의 주요 사회경제적 변수에서 약국보다 의원 내지 병원급 이상 의료기관을 주된 치료처로 삼는 경향이 유의하게 높았으며, 입원 역시 사회경제적 지위가 높을수록 병·의원보다는 종합병원급 이상 의료기관을 이용하는 추세가 많았으나 통계적으로 유의하지는 않았다. 이러한 결과는 접근성 측면에서 소득계층 간 차이가 감소되었더라도 이용하는 서비스의 질적 차이는 여전히 존재한다는 기존의 연구결과(Beck, 1973; Davis et al., 1981; 박경숙·박능후, 1990; 한국보건사회연구원, 1990, 1993)와 유사한 것으로서 형평성의 완전한 실현을 위해서는 의료서비스의 질적 차이를 해소시키는 것이 중요한 정책과제임을 시사해 주고 있다.

의료서비스의 형평성 평가 시 사회경제적 지위와 의료이용의 반비례적 관계도 중요하지만 실질적인 측면에서 필요에 따른 의료이용이보다 정확한 지표가 된다. 나아가 의료필요충족도의 전반적인 제고와 더불어 사회계층별 의료필요충족도의 상대적인 격차해소가 분배의 형평성 측면에서 이에 못지않게 중요하다.

Aday와 Andersen의 이용－장애비(use-disability ratio)를 수정한 세 가지 유형의 의료필요충족도 지표를 통해 동등한 의료필요에 따른 동등한 접근성이 보장되고 있는지를 평가한 결과, 의료필요 및 이용지표에 따라 상이한 양상을 초래했다. 먼저 급성상병 의료필요를 가진 집단을 대상으로 상병이환자의 외래이용경험률과 의사방문횟수를 산출한 결과는 사회경제적 지위가 낮은 계층에 유리한 분배양상을 보였으며 성과 연령별 구성비를 표준화 시킨 후에도 이러한 사회계층 간 차이는 대체로 비슷한 양태를 나타냈다. 이에 반해 활동제한일수로 의료필요를 보정한 후 의사방문횟수를 측정한 결과, 대부분의 사회계층에서 상대적 차이가 거의 없어져 본 연구의 가설과는 다르게 동등한 의료필요에 따른 동등한 의료이용이 이루어지고 있음을 입증해 주었다. 이러한 분석결과는 지역의료보험 실시 이후 농촌주민의 소득계층 간 의료필요충족도의 차이가 거의 해소되었다고 주장한 배상수(1992)의 연구와 일치하는 반면, 도시지역주민의 경우 아직도 소득계층 간 의료필요에 따른 이용의 차이가 존재한다는 김석범·강복수(1994)의 연구결과와는 배치된다.

대상자의 의료보험유형별로 보면, 직장의료보험 대상자의 경우 상병이환자의 의료필요충족도에서는 계층 간 차이가 거의 없었으나 활동제한일수로 통제할 경우 고소득층에 다소 유리한 결과를 보인 데 반해, 여타 지표에서 사회경제적 지위가 낮은 계층에 유리한 분배양상을 나타냈던 지역의료보험 가입자는 모든 사회계층에서 상대적 차이가 거의 없어졌다. 이에 따라 직장보험 적용자가 지역보험 가입자에 비해 계층 간 의료필요충족도의 차이가 더 적을 것이라는 가설은 지표에 따라 다소 상이한 결과를 보이고 있음을 알 수 있다. 그리고 지역별로는 농촌주민의 의료필요충족도가 도시주민에 비해 높았고, 특히 연령과 활동제한일당 의사방문횟수가 비례하는 것으로 나타나 본 연구의 가설과는 다른 양상을 초래하였다.

한편, 만성질환은 급성상병과 달리 증상의 심각성이 크지 않은 반면, 지속적인 관리를 요하므로 소득계층 간 차이를 민감하게 반영할 수 있는 특성을 지니고 있다. 그러나 질병의 중증도에 따른 의료이용의 변이가 심하기 때문에 이를 통제한 상태에서 순수한 사회경제적 변수의 효과를 파악하기 힘들고 장기간의 치료에 의해 정확한 의료이용도를 조사하기 어려운 제한점이 있으므로 실제 조사에서 신중한 접근이 요구된다. 이러한 점을 감안하여 본 연구에서는 설문조사를 통해 만성상병에 이환된 자를 대상으로 지난 1년간 의료이용실적을 전산자료에서 추출하여 소득계층별 1인당 연간의사방문횟수를 산출하였다. 그 결과 고소득층에 유리한 분배양상을 보임으로써 급성상병과 정반대임을 확인할 수 있었다. 즉 만성상병의 경우 저소득층에 불리한 의료이용의 장벽이 존재하고 있으며 급성상병에 비해 계층 간 상대적 차이가 큰 것으로 나타났다. 이는 기존의 연구결과와 일치하는데(Forester, 1976; 유승흠 등, 1988, 배상수, 1992; 김석범·강복수, 1994), 만성상병이 급성상병에 비해 증상의 심각성이 크지 않고 지속적인 관리를 요하기 때문에 소득의 영향을 많이 받는 반면, 고소득층보다 저소득층의 이환율이 상대적으로 높다는 점에서 단순히 의료보험에 의한 가격효과만으로 의료이용의 형평을 제고시키기가 힘들다는 점을 보여주는 것이라 하겠다.

다음으로 가장 평등한 상태를 기준으로 보건의료의 분배 측면에서 유리한 계층을 파악하고, 불평등도를 하나의 객관적인 수치로 제시하기 위해 일반집중곡선 접근방법의 단점을 보완한 성·연령 표준화 집중곡선 접근방법에 의해 성·연령 표준화 집중지수와 성·연령 표준화 Le Grand 지수를 구한 결과, 급성상병의 경우 전반적으로 불평등도가 크지 않았으며 활동제한일수지표를 제외하고 저소득층에 유리한 의료서비스의 분배양상을 초래하였다. 이에 반해 만성질환에 의한 의료이용의 불평등도에 있어서는 성·연령 표준화 집중지수의 유형에 관계없이 양(+)의 값으로 나타나 상병점유율과 의료이용점유율 공히 고소득층에 치우친 분배양상을 보였다. 이 두 지수의 차이로 성·연령 표준화 Le Grand지수를 산출한 결과, 고소득층에 유리한 분배양상을 초래하였고 특히 불평등도의 크기가 의사방문횟수보다 보험급여비지출을 기준으로 할 때 더 크게 나타났는데 이는 고소득층이 저소득층에 비해 상대적으로 서비스의 질이 높은 의료기관을 치료처로 선택하고 있음을 입증해 주는 것이다. 이러한 불평등도 산출결과는 사회계층 간 의료필요충족도의 상대적 격차를 분석한 내용과 대체로 일치하며 특히 후자의 경우 특정계층에 국한하지 않고 전체 집단을 대상으로 한 분배양상을 일목요연하게 제시해 준다는 점에서 의의가 있다.

상기의 분석을 통해 사회계층별 의료이용의 형평성 평가 시 결과해석의 정확도를 높이고 의미 있는 정책관련 함의를 얻기 위해서는 의료필요와 이용지표의 선택이 매우 중요함을 시사해준다. 특히 '동등한 의료필요에 따른 동등한 의료이용'이라는 수평적 형평성을 평가하려면 의료필요를 가진 사람들의 의료이용만을 분석대상으로 하거나, 의료필요가 동일한 집단으로 구분한 다음 각 집단의 의료이용실적을 비교하는 것이 상위계층에 유리한 불평등 편의(bias)를 최소화시킬 수 있다는 주장이 설득력을 얻고 있어(Collins and Klein, 1980; O'Donnell and Propper, 1991; Wagstaff and Van Doorslaer, 1993), 본 연구에서도 상병이환자 만을 대상으로 분석하였다.

또한, 의료필요지표의 경우 기존의 실증분석에서 보여준 바와 같이 단순히 상병의 이환여부보다는 질병의 중증도를 반영하는 측정지표가 동등한 필요에 따른 동등한 의료이용실태를 정확하게 파악하는 데 유용함을 알 수 있다(Aday and Andersen, 1980; Kleinman et al., 1981; Townsend et al., 1982; Newacheck, 1988; 배상수, 1992; 김석범·강복수, 1994). 그리고 의료이용지표도 진입단계와 이후로 구분하여 접근하는 것이 바람직한데 진입단계의 불평등 역시 중요한 영역이지만 의료이용 경험유무만을 가지고 형평성을 판단하는 데에는 많은 무리가 따르며 의료체계 내에 진입한 이후 의료이용량의 차이에 대한 분석이 병행되어야 실제 의료필요에 따른 의료이용의 불평등 실태를 정확하게 파악하는 것이 가능해진다. 한편, 이 과정에서 비교대상 인구집단의 성, 연령 구성비를 보정하지 않을 경우 결과해석의 타당성을 저하시킬 수 있기 때문에 전체 표본집단의 성, 연령분포를 기준으로 표준화시킨 점이 방법론적 측면에서 의미를 지닌다.

최종적으로 의료체계 진입단계 및 진입 이후로 구분하여 여타 관련변수들을 통제한 상태에서 성, 연령 및 의료필요변수보다는 사회경제적 변수가 의료이용의 차이에 유의한 영향을 미치고 있는지에 대한 가설을 검정하기 위해 다변량회귀분석을 시행하였다. 먼저 의료체계 진입단계의 불평등 요인을 분석하기 위해 한 달간 의사방문여부를 종속변수로 로지스틱 회귀분석을 실시한 결과, 성 등의 인구학적 변수와 의료필요변수가 의료이용확률에 통계적으로 유의한 영향을 미치는 반면, 불평등의 핵심적 토대인 소득과 교육변수가 중요성을 지니지 못하고 있어 의료체계 진입단계에서 사회경제적 지위에 따른 불평등이 존재하지 않고 있음을 확인할 수 있었다. 그러나 의료보험유형에 따라 의사방문확률의 차이가 존재하고 있는 점은 추후 개선을 요하는 정책과제가 된다.

또한 이단계추정법(two-stage estimation)을 통해 의료체계 진입 이후의 의료이용량에 차이를 미치는 요인을 분석한 결과, 소득, 교육 및 의료보험유형 등의 주요 불평등 변수가 의사방문횟수에 유의한 영향을 미치지 않은 데 반해, 성 등의 인구학적 변수와 의료필요변수가 의료이용량의 차이를 설명하는 중요한 요인으로 작용하고 있는 점을 감안할 때 의료체계 진입 이후에도 사회경제적 불평등은 존재하지 않는 것으로 나타났다. 다만 자격유지기간과 피부양가족수 등의 사회경제적 변수에 따른 차이는 존재하고 있었다.

이와 같이 본 연구에서 한 달간 의사방문여부 및 횟수에 기초한 의료이용의 차이에 소득과 교육 등의 주요 사회경제적 변수가 유의한 영향을 미치지 않고 의료필요변수가 유의한 영향을 나타낸 점은 형평성 측면에서 의료필요에 따라 의료이용이 이루어지고 있는 것으로 평가할 수 있으며 본 연구와 유사한 방법으로 캐나다의 전 국민의료보험제도하에서 의료이용경험과 이용량의 차이에 영향을 미치는 요인을 분석한 Broyles 등(1983)과 Birch 등(1993)의 결과와 대체로 일치하고 있다. 특히 거주지역과 연령변수가 통계적인 유의성을 보이지 않았는데 이는 그동안 취약계층으로 분류되어 온 농촌지역주민과 노인연령층의 형평성이 개선되었다는 것을 의미하는 것으로 중요한 의의를 지닌다고 하겠다.

그러나 현실적으로 높은 본인부담금과 급여기간 및 범위의 제한 그리고 민간부문이 공급의 주도권을 장악하고 있는 여건을 감안할 때 예상과는 다른 이례적인 결과루 간주되는데, 이에 대한 가능한 설명으로는 그동안 소득수준이 급격히 증가한 데 비해 정부의 의료보험 수가통제로 인해 경제적 요인에 의한 접근성의 장벽이 완화된 데 따른 것으로 볼 수 있으나 심층적인 추가검토가 요구된다. 특히, 과다한 비급여 항목을 비롯한 의료보험제도권 밖의 자료가 포함되어 있지 않고, 한 달간 의료이용실적에 만성상병자의 의료이용이 제외된 점을 고려하여 결과해석 시 유의해야 할 것이다.

이상의 분석결과를 토대로 '동등한 의료필요에 따른 동등한 접근성'의 기준에 입각해서 긍정적인 측면과 부정적인 측면으로 구분하여 정리하면 다음과 같다. 먼저 한 달간 의료이용실적을 분석한 결과를 보면, 사회경제적 지위가 낮은 계층에 유리한 의료이용의 불평등 내지는 의료필요충족도의 계층 간 상대적 격차가 적은 것으로 나타났고, 특히 의료체계의 진입단계는 물론 진입 이후의 의료이용량의 차이에 소득을 비롯한 불평등의 주요 평가변수가 유의한 영향을 미치고 있지 않은 점에 미루어 사회계층별 의료이용의 형평성이 어느 정도 실현되고 있는 것으로 볼 수 있다. 또한 도시와 농촌의 지역 간 의료이용 차이가 농촌에 유리한 양상을 보이거나 유의한 설명변수로 작용하지 못하고 있고 연령변수 또한 의료이용의 차이에 통계적인 유의성을 나타내지 않아 이들 계층에 의한 의료이용상의 불평등은 과거에 비해 상당히 해소된 것으로 판단된다. 그리고 입원의료이용실적을 보면 건강상태의 차이를 감안하지 못한 제약점이 있지만 사회경제적 지위가 낮은 계층에 현저하게 유리한 분배양상을 보이고 있어 의료이용의 형평성 측면에서 바람직한 결과를 노정하고 있다.

이에 반해, 계층 간 큰 차이 없이 안정적인 의료필요충족도를 나타낸 직장의료보험 대상자가 활동제한일수와 같은 지표로 건강상태의 차이를 보정할 경우 고소득층에 유리한 양상을 보인점과 전반적으로 지역의료보험 대상자의 급성상병 의료필요충족도가 직장의료보험 적용자에 비해 높은 점은 주목할 만하다. 또한 만성상병 의료필요를 가진 인구집단의 경우 소득계층 간 의료이용의 차이가 고소득층에 유리한 것으로 나타나 아직도 저소득층에 불리한 의료이용의 장벽이 존재함을 알 수 있다. 그리고 상병이환 시 이용의료기관의 유형을 보면 사회적 지위가 높을수록 고급의료서비스를 이용하는 경향이 큰 것으로 나타났는데 이에 따라 의료서비스의 질적 측면에서 사회계층 간 불평등이 존재하리라는 추측이 가능하다. 더불어 의료체계 진입단계에서 의료보험유형에 따른 차이가 있으며 자격유지기간과 피부양자수와 같은 사회경제적 변수가 의료이용의 차이에 유의하게 작용하고 있는 점은 불평등 측면에서 적절하지 못한 현상으로 볼 수 있다.

이상의 논의를 종합해 볼 때 의료서비스 분배의 형평성 측면에서 취약계층의 접근도가 제고되는 등 과거의 부정적인 현상이 많이 해소되어 긍정적인 평가를 내릴 수 있으나 사회계층별 의료이용의 불평등이 완전히 해소된 것으로 판단하기에는 무리가 있으며 다음과 같은 점을 고려한 추가적인 분석을 통해 타당성을 검증할 필요성이 제기된다.

먼저, 본 연구는 기존의 방법론을 개선하여 분석결과의 정확도를 높였다는 측면에서 의의가 있다. 즉 포괄적인 접근방법과 단계적인 분석을 통해 일관성 있는 분석결과를 제시하였으며 특히 성, 연령 구성비를 표준화 시킨 점과 의료이용의 불평등 요인분석 시 의료체계 진입단계와 진입 이후로 구분하여 접근한 점 그리고 의사방문횟수를 종속변수로 한 다변량분석에서 기존의 분석방법이 갖고 있는 표본의 자가선택성 편의를 보정하기 위해 이단계추정법(two-stage estimation)을 적용한 사례 등은 방법론적 측면에서 진일보한 시도로 간주된다.

이에 반해 조사여건 및 자료수집의 제약으로 다음과 같은 제한점을 지니고 있으며 추후 연구를 통해 보완되어야 할 사항은 다음과 같다.

첫째, 일부 직장조합의 피보험자 및 지역조합의 세대주를 대상으로 하여 특정시점을 조사한 횡단면 분석결과이므로 이를 일반화시키는 데 한계가 있다.

둘째, 의료이용의 형평성을 정확하게 측정하기 위해서는 수요자의 불필요한 의료이용과 공급자의 유인수요를 비롯한 행태의 차이를 통제하는 것이 중요한 과제가 된다.

셋째, 의료이용의 불평등 요인을 평가하는 분석모형에서 의료보험의 실시 후에는 소득 등의 사회경제적 변수보다는 건강지식이나 건강행태 등의 요인에 의한 영향이 더 커진다는 점을 고려할 때(Andersen, 1995; Birch et al., 1993; Broyles et al., 1983; 박현애·송건용, 1994), 향후 이들 변수를 포함시키는 것이 바람직하다.

넷째, 의료이용지표의 경우 서비스의 유형과 이용목적 및 질적 차이를 반영할 수 있도록 다양한 측정이 요구되고 의료필요지표는 건강상태의 차이를 보정할 수 있는 도구의 적용이 중요하며 특히, 의료필요 측면에서 증상민감도의 차이와 의료이용 측면에서 환자역할 순응도에 의한 차이를 통제할 수 있는 수단이 강구되어야 한다. 또한 만성상병과 입원의료서비스와 같이 질병구성(case-mix)의 변이가 심한 의료필요 및 이용지표의 경우 특정질환을 대상으로 범위를 한정하는 것이 중증도의 차이를 배제한 상태에서 사회경제적 변수의 순수한 효과를 파악하기가 용이하므로 추후 이에 대한 관심이 필요하다고 본다.

다섯째, 전 국민의료보험이 시행되고 있는 현 시점에도 과다한 비급여 항목과 높은 본인일부부담금이 존재하고 있으나 이를 사회계층과 연계시켜 파악할 수 있는 자료의 구득이 어려워 실제적인 접근성을 평가하기가 용이하지 않으므로 앞으로는 이 부문에도 관심을 기울여야 할 것이다.

마지막으로 보건의료의 불평등 실태를 체계적으로 파악하기 위해서는 사회계층 변수의 측정이 필요하며 특히 전국을 단위로 한 일반가구조사나 사망률 자료의 수집체계에서 이를 정확하게 반영할 수 있는 지표를 포함시키는 것이 중요한 과제이다.

제6장 결 론

본 연구는 이론적 고찰을 통해 '동등한 의료필요에 따른 동등한 접근성의 보장'을 의료서비스 분배의 형평성에 대한 실질적 정의로 채택하고 이를 기준으로 전 국민의료보험제도가 시행되고 있는 현 시점에서 보건의료의 불평등 실태를 체계적으로 분석하기 위해 시도되었다.

모든 국민을 대상으로 한 공공 의료보험체계 하에서도 사회계층 간 건강수준 및 의료서비스 분배의 차이가 존재하며 특히 사회경제적 지위가 낮을수록 불리하리라는 것이 실증분석의 기본가설로서 이를 검정하기 위해 직장의료보험의 피보험자 5,785명과 지역의료보험의 세대주 4,850명을 표본추출하여 의료필요와 의료이용에 관한 제반 내용을 설문조사 하였다.

연구가설에 입각해서 본 연구의 주요 분석결과를 제시하면 다음과 같다.

첫째, 급·만성 상병의 이환여부와 활동제한일수 및 본인평가 건강상태지표를 통해 사회계층별 건강수준을 측정한 결과, 모든 사회계층에서 차이가 존재했으며 사회계층이 낮을수록 건강수준이 열악한 것으로 나타났다. 의료보험유형별로는 지역의료보험 가입자가 직장의료보험 적용자에 비해 사회계층 간 상대적 차이가 컸다. 조사대상자의 인구학적 특성에 따른 차이를 보정하기 위해 성과 연령별 구성비를 표준화 시킨 결과 모든 지표에서 계층 간 상대적 격차가 다소 완화되었으나 차이는 여전했으며, 특히 질병의 중증도를 반영하는 활동제한일수지표의 경우 사회계층 간 상대적 격차가 가장 큰 것으로 나타났다. 소득변수를 기초로 산출한 표준화 이환집중지수를 보면, 급성상병이환율지표가 저소득층에 다소 유리한 불평등도를 초래했으나 미미했고, 여타 지표는 모두 저소득층에 불리한 건강상의 불평등을 보였으며 활동제한일수지표, 본인평가 건강상태지표, 만성상병이환율지표의 순으로 저소득층에 불리했다.

둘째, 전통적인 의료이용 산출지표를 통해 사회계층별 차이를 분석한 결과, 모든 의료이용지표에서 사회경제적 지위가 낮은 계층일수록 의료이용이 많은 것으로 나타나 본 연구의 가설과는 상이한 결과를 초래했다. 의료서비스를 외래와 입원으로 구분하여 비교하면, 입원의료이용이 외래보다 사회계층 간 차이가 훨씬 컸으며 사회계층이 낮을수록 의료이용량이 상대적으로 많았다. 특히 입원의료에 있어서도 재원일수지표가 입원율지표보다 사회계층 간 현저한 격차를 노정하였으며 대체로 사회경제적 지위와 반비례하였다. 의료보험유형별로는 지역의료보험 적용자가 직장의료보험 대상자에 비해 모든 의료이용지표에서 절대적인 의료이용량이 많은 것으로 나타난 반면, 후자의 경우 사회계층 간 상대적 차이가 통계적으로 유의하지 않고 안정적인 경향을 보였으며 성, 연령별 구성비를 표준화 시킨 후에도 동일한 양상을 초래하였다. 그러나 상병이환 시 주된 치료처를 보면 외래와 입원 공히 사회계층이 높을수록 고급의료를 이용하는 경향이 큰 것으로 나타나 의료이용도와는 다른 결과를 보였다.

셋째, 의료필요충족도 지표를 통해 동등한 의료필요 시 동등한 의료이용이 이루어지고 있는지를 파악한 결과, 지표에 따라 상이한 양상을 초래했다. 즉 급성상병자의 외래이용경험률과 의사방문횟수에 의한 의료필요충족도는 전반적으로 사회경제적 지위가 낮은 계층에 유리하였고 통계적으로도 유의하였으나, 활동제한일수로 질병의 중증도를 보정한 후 사회계층별 의사방문횟수를 산출한 결과 대부분의 사회계층에서 통계적으로 유의한 차이를 나타내지 않았다. 특히 직장의료보험 적용자의 경우 활동제한일수로 건강의 차이를 통제하지 않을 경우 지역의료보험 대상자에 비해 계층 간 상대적 차이가 작았고 통계적으로 유의하지 않았으나 이를 통제할 경우 고소득층에 다소 유리한 양상을 초래한 반면, 여타 의료필요충족도 지표에서 낮은 사회계층에 유리한 불평등을 보였던 지역의료보험 가입자는 사회계층 간 차이가 거의 없어진 것으로 나타났다. 이에 반해 만성상병자의 1인당 연간의사방문횟수를 통해 소득계층별 의료필요충족도를 산출한 결과, 급성상병 의료필요충족도와는 달리 고소득층에 유리한 분배양상을 보였으며 소득계층 간 상대적 차이도 급성상병보다 컸다. 또한 연령계층별 활동제한 100일당 의사방문횟수에 있어서는 연령과 의료필요충족도가 비례하는 것으로 나타났다.

넷째, 의료필요지표와 이용실적을 불평등의 핵심변수인 소득과 연계시켜 성·연령 표준화 Le Grand 지수를 산출한 결과, 급성상병의 경우 전반적으로 불평등도가 크지 않았으며 활동제한일수지표를 제외하고 저소득층에 유리한 의료서비스의 분배양상을 초래하였다. 이에 반해 만성질환에 의한 의료이용의 불평등도에 있어서는 성·연령 표준화 집중지수의 유형에 관계없이 양(＋)의 값으로 나타나 상병점유율과 의료이용점유율 공히 고소득층에 치우친 분배양상을 보였다. 이 두지수의 차이로 성·연령 표준화 Le Grand지수를 산출한 결과, 고소득층에 유리한 분배양상을 초래하면서 불평등도의 크기가 의사방문횟수보다 보험급여비지출을 기준으로 할 때 더 크게 나타났다.

다섯째, 의료이용의 차이에 영향을 미치는 주요 결정요인이 성, 연령 등의 인구학적 변수 및 의료필요지표보다는 사회경제적 변수에 입각하여 이루어지고 있는지를 평가하기 위해 의료체계 진입단계와 진입 이후로 구분하여 각각 다변량회귀분석을 시행한 결과, 불평등의 중요한 평가변수인 소득과 교육변수는 의사방문여부와 의사방문횟수 모두에서 유의한 영향을 미치지 않은 반면, 성 등의 인구학적 변수와 의료필요변수가 유의한 설명변수로 나타났다. 그러나 의료체계 진입단계에서 의료보험유형에 따른 의사방문확률의 차이가 존재하고 있으며 자격유지기간변수의 경우 이용여부와 이용량의 차이에 유의한 정의 관계를 보였으나 거주지역 및 연령변수는 통계적으로 유의하지 않았다.

본 연구의 결과가 시사해주는 정책적 함의를 정리하면 첫째, 한 달간 의료필요 및 외래이용과 연간 입원실적의 분석을 통해 사회계층별 의료필요충족도의 상대적 격차는 상당부분 해소되었다고 볼 수 있으나, 만성상병자만을 대상으로 할 경우 소득계층 간 불평등이 큰 것으로 나타나 앞으로 만성질환관리에 대한 정책적 노력이 형평성 측면에서 매우 중요한 과제로 제기될 것이다. 이에 따라 현행 의료보험제도의 급여기간 제한과 본인일부부담금방식을 사회경제적 지위가 낮은 계층에 유리한 방향으로 개선할 필요가 있으며 특히 공공의료 분야를 중심으로 한 만성질환관리체계의 확립이 요구된다.

둘째, 사회계층 간 의료이용량의 격차는 완화되었으나 이용하는 의료서비스의 질적 차이가 아직도 존재하고 있는 점으로 미루어 의료이용의 형평성을 제고시키기 위해서는 사회경제적 지위가 낮은 계층이 제공받는 의료서비스의 질적 수준을 향상시키는 데에도 정책적 관심을 기울여야 할 것이다.

셋째, 의료이용확률 및 이용량의 차이에 자격유지기간 변수가 유의한 영향을 미치고 있는 점은 보건교육 등 적절한 정책적 개입을 통해 합리적인 의료이용을 구현하는 방향으로 유도해야 할 과제가 된다.

마지막으로 본 연구는 분배적 형평성의 관점에서 개선된 방법론을 중심으로 의료서비스의 접근성에 대한 실증적 평가를 시도하였다는 점에서 의의가 있으며, 향후 이 분야에 대한 정교한 측정지표와 분석방법의 개발이 지속적으로 이루어져 보건의료의 불평등 실태를 개선시켜 나가는데 기여할 수 있기를 기대한다.

참고문헌

국내문헌 및 자료

권순원 등(1992), 분배 불균등의 실태와 주요정책과제, 한국개발연구원,
　　pp.217~292.

김석범·강복수(1994), "지역의료보험 실시전후 도시 일부주민의 의료이용
　　양상 비교: 소득계층별 의료필요충족도와 주민만족도를 중심으로,"
　　예방의학회지, 27(1):117~134.

김영모(1982), 현대사회계층론, 한국복지정책연구소출판부, pp.3~17.

김채윤(1995), 사회계층이란 무엇인가, 민음사, pp.9~44.

문옥륜(1992), 의료보장정책연구, 신광출판사, pp.11~52.

문창진(1990), 보건의료사회학, 신광출판사, pp.92~129, 223~52.

＿＿＿＿(1988), "의료보장에 있어 긍정적 차별의 의미," 사회복지, '88 가을
　　호, 106~21.

박경숙·박능후(1990), "농어촌지역의료보험이 외래의료이용에 미친 효과
　　분석," 사회보장연구, 6:61~91.

박현애·송건용(1994), "의사방문수의 결정요인 분석," 보건행정학회지,
　　4(2):58~76.

배상수(1993), "국민건강의 결정요인 3: 질병예방 및 의료이용행태," 예방
　　의학회지, 26(4):508~33.

＿＿＿＿(1992), "지역의료보험의 실시에 따른 의료이용변화 분석: 소득계층
　　별 의료필요충족도를 중심으로," 보건행정학회지, 2(1):167~203.

＿＿＿＿(1990), 보건의료서비스의 배분적 정의에 대한 이론적 연구, 서울대
　　보건대학원 박사학위논문.

변종화(1987), "지역의료보험의 효과분석: 소득계층별 의료서비스의 균점

및 소득 재분배 효과분석을 중심으로," 인구보건논집, 7(1):126~152.

변형윤·이정전(1994), 분배의 정의, 집문당, pp.81~110.

송건용·박연우(1988), "의료보험이 의료이용양상과 의료균점에 준 효과분석," 인구보건논집, 8(1):73~102.

송건용 등(1993), 의료이용과 건강행위에 관한 종합분석, 한국보건사회연구원.

에드워드 G. 그랩·양춘 역(1994), 사회불평등: 이론과 전망, 나남, pp.21~31, 271~92.

유승흠 등(1988), "지역의료보험가입자의 외래의료이용변화," 예방의학회지, 21(2):419~30.

이규식·문옥륜·이해종·김창엽·조홍준·장동민·이기효·조유향(1994), 의료서비스의 배분적 정의: 개념과 그 측정방법을 중심으로, 연세대학교 보건과학연구소.

이두호 등(1992), 국민의료보장론, 나남, pp.488~511.

이준구(1993), 소득분배의 이론과 현실, 제2판, 다산출판사, pp.43~90, 231~88.

한국보건사회연구원(1993), 1992년도 국민건강 및 보건의식행태조사.

________________(1990), 1989년도 국민건강조사: 이환 및 의료이용.

한달선 등(1986), 춘천시민의 의료이용양상과 관련 요인, 한림대 사회의학연구소.

한상진(1984), 계급이론과 계층이론, 문학과 지성사, pp.141~66.

홍두승(1993), 사회조사분석, 다산출판사.

홍두승·구해근(1993), 사회계층·계급론, 다산출판사, pp.15~29, 104~8.

황일청 편(1992), 한국사회의 불평등과 형평, 나남.

외국문헌

Abbreviations

AJPH: American Journal of Public Health

IJHS: International Journal of Health Services

NEJM: New England Journal of Medicine

Soc. Sci. Med.: Social Science and Medicine

Aday, L. A.(1993), "Indicators and Predictors of Health Services Utilization," in S. J. Williams and P. R. Torrens(eds.), *Introduction to Health Services*, Delmar Publishers Inc., pp.46~66.

Aday, L. A. and R. Andersen(1984), "The National Profile of Access to Medical Care: Where do We Stand?," *AJPH*, 74(12):1331~9.

Aday, L. A. and R. Andersen(1981), "Equity of access to medical care: a conceptual and empirical overview," *Medical Care*, 19:4~27.

Aday, L. A., R. Andersen, and G. V. Fleming(1980), *Health Care in the U.S.: Equitable for Whom?*, Beverly Hills, Sage Publications.

Aday, L. A. and R. Andersen(1975), *Development of Indices of Access to Medical Care*, Ann Arbor, Health Administration Press.

Adler N. E., W. T. Boyce, M. A. Chesney, S. Folkman, and S. L. Syme(1993), "Socioeconomic Inequalities in Health," *Journal of American Medical Association*, 269(24):3140~5.

Andersen, R. and L. A. Aday(1978), "Access to Medical Care in the U.S.: Realized and Potential," *Medical Care*, 16(7):533~545.

Andersen, R.(1995), "Revisiting the Behavioral Model and Access to Medical Care: Does It Matter?," *Journal of Health and Social Behavior*, 36:1~10.

Anderson, J. G. and D. E. Bartkus(1973), "Choice of Medical Care: A

148

Behavioral Model of Health and Illness," *Journal of Health and Social Behavior*, 14:348~62.

Anderson, O. W.(1989), *The Health Services Continuum in Democratic States: An Inquiry into Solvable Problems*, Health Administration Press, pp.1~23.

Badgley, R. F.(1991), "Social and Economic Disparities under Canadian Health Care," *IJHS*, 21(4):659~671.

Bates, E. and S. Linder-Pelz(1990), *Health Care Issues*, Allen&Unwin, pp.15~26.

Beauchamp, T. L. and R. R. Faden(1979), "The Right to Health and the Right to Health Care," *Journal of Medicine & Philosophy*, 4(2):118~31.

Bergner, L. and A. S. Yerby(1968), "Low Incomes and Barriers to Use Of Health Services," *NEJM*, 278(10):541~546.

Bevan, G.(1990), Equity and Variability in Modern Health Care, in Andersen, T. F. and G. Mooney(eds.), *The Challenges of Medical Practice Variations*, Macmillan Press, pp.76~92.

Birch, S., J. Eyles, and K. B. Newbold(1993), "Equitable Access to Health Care: Methodological Extensions to the Analysis of Physician Utilization in Canada," *Health Economics*, 2:87~101.

Birch, S. and J. Abelson(1993), "Is Reasonable Access What We Want? Implications of, and Challenges to, Current Canadian Policy on Equity in Health Care," *IJHS*, 23(4):629~653.

Black, D., J. N. Morris, C. Smith and P. Townsend(1982), *Inequalities in Health: The Black Report*, Penguin Books.

Blaxter, M.(1989), "A comparison of measures of inequality in morbidity," in Fox, J.(eds.), *Health Inequalities in European Countries*, Gower Press, pp.199~228.

Blaxter, M.(1987), "Evidence on Inequality in Health from a National

Survey," *The Lancet,* July 4, 30~3.

Blumenthal, D. and J. A. Rizzo(1991), "Who Cares for Uninsured Persons? A Study of Physician and their Patients Who Lack Health Insurance," *Medical Care,* 29(6):502~520.

Bradshaw, J.(1992), "The Concept of Social Need," *New Society,* 30:640~3.

Brown, E. R.(1989), "Access to Health Insurance in the United States," *Medical Care Review,* 46(4):349~85.

Brown, L. D.(1978), "The Scope and Limits of Equality As a Normative Guide to Federal Health Care Policy," *Public Policy,* 26(4):481~532.

Brown, L. D.(1991), "Politics and Equity in Policy: Making for the Medically Uninsured," *IJHS,* 21(4):653~657.

Broyles, R. W., P. Manga, D. A. Binder, D. E. Angus, and A. Charette(1983), "The Use of Physician Services Under a National Health Insurance Scheme," *Medical Care,* 21(11):1037~54.

Bryant, J. H.(1977), "Principles of Justice as a Basis for Conceptualizing a Health Care System, *IJHS,* 7(4):707~19.

Carr-Hill, Roy(1990), "The Measurement of Inequities in Health: Lessons from the British Experience," *Soc. Sci. Med.,* 31(3):393~404.

Carr-Hill, Roy(1988), "The Inequalities in Health Debate: A Critical Review of the Issues," *Journal of Social Politics,* 16(4):509~542.

Chen, M. K.(1979), "Measuring Need for Health Services: A Proposed Model," *Medical Care,* 17(2):210~214.

Culyer, A. J. and A. Wagstaff(1993), "Equity and equality in health and health care," *Journal of Health Economics,* 12:431~457.

Daniels, N.(1982), "Equity of Access to Health Care: Some Conceptual and Ethical Issues," *The Milbank Quarterly,* 60(1):51~81.

Daniels, N.(1981), "Health-Care Needs and Distributive Justice," *Philosophy*

150

& *Public Affairs*, 2:146~179.

Davis, K.(1991), "Inequality and Access to Health Care," *The Milbank Quarterly*, 69(2):253~273.

Donabedian, A.(1976), *Benefits in Medical Care Programs*, Havard University Press, pp.41~147.

Donabedian, A.(1973), *Aspects of Medical Care Administration: Specifying Requirements for Health Care*, Harvard University Press, pp.1~30.

Enterline, P. E., V. Salter, A. D. McDonald, and J. C. McDonald(1973), "The Distribution of Medical Services Before and After "Free" Medical Care: The Quebec Experience," *NEJM*, 289(22):1174~1178.

Feinstein, J. S.(1993), "The Relationship between Socioeconomic Status and Health: A Review of the Literature," *The Milbank Quarterly*, 71(2):279~322.

Forester, D. P.(1976), "Social Class Difference in Sickness and General Practitioner Consultations," *Health Trends*, 8:29.

Fox, J. eds.(1989), *Health Inequalities in European Countries*, Gower, pp. 1~17.

Frenk, J.(1992), "The Concept and Measurement of Accessibility," in K. L. White et al.(eds.), *Health Services Research and Anthology*, Pan American Health Organization, Scientific Publication, pp.842~55.

Hart, J. T.(1971), "The Inverse Care Law," *The Lancet*, Feb. 27, 405~412.

Hart, N.(1985), *The Sociology of Health and Medicine*, Causeway Books, pp.50~77.

Hayward, R. A., M. F. Shapiro, H. E. Freeman, and C. R. Corey(1988), "Inequities in Health Services Among Insured Americans: Do Working-Age Adults have Access to Medical Care Than the Elderly?," *NEJM*, 318(23):1507~12.

Heckman, J.(1979), "Sample Selection Bias as a Specification Error,"

Econometrica, 47:153~62.

House, J. S., R. C. Kessler, and A. R. Herzog et al.(1990), "Age, Socioeconomic Status, and Health," *The Milbank Quarterly,* 68(3):383~411.

Hulka, B. S. and J. R. Wheat(1985), "Patterns of Utilization: The Patient Perspective," *Medical Care,* 23(5):438~60.

Jeffries, V. and H. E. Ransford(1980), *Social Stratification: A Multiple Hierarchy Approach,* Allyn, pp.3~12.

Joseph, A. E. and D. R. Phillips(1984), *Accessibility and Utilization: Geographical Perspectives on health care delivery,* Harper & Row, pp.51~60.

Kitagawa, E. M. and P. M. Hauser(1973), *Differential Mortality in the United States: A Study in Socioeconomic Epidemiology,* Harvard University Press.

Kleinman, J. C., M. Gold, and D. Makuc(1981), "Use of Ambulatory Medical Care by the Poor: Another Look at Equity," *Medical Care,* 19:1011~29.

Kmenta, J.(1986), *Elements of Econometrics, 2nd Edition,* MacMillan.

Krieger, N. and E. Fee(1994), "Social Class: The Missing Link in U.S. Health Data," *IJHS,* 24(1):25~44.

Larson, J. S.(1991), *The Measurement of Health: Concepts and Indicators,* Greenwood Press, pp.1~14.

Le Grand, J.(1982), *The Strategy of Equality,* George Allen & Unwin, pp.23~53.

Le Grand, J.(1978), "The Distribution of Public Expenditure: The Case of Health Care, *Economica,* 45:125~42.

Liberatos, P., B. G. Link, and J. L. Kelsey(1988), "The Measurement of Social Class in Epidemiology," *Epidemiologic Reviews,* 10:87~121.

Link, C. R., S. H. Long, and R. F. Settle(1972), "Access to Medical

152

Care under Medicaid: Differentials by Race," *Journal of Health Policy, Politics and Law,* 7:345~65.

Maddala, G.(1983), *Limited Dependent and Qualitative Variables in Econometrics,* Cambridge University Press, 1983.

Marmot, M. G. and M. E. McDowall(1986), "Mortality Decline and Widening Social Inequalities," *The Lancet,* Aug. 2, 274~6.

Maynard, A. and A. Williams(1984), "Privatisation and the National Health Service," in J. Le Grand and R. Robinson(eds.), *Privatisation and the Welfare State,* Allen & Unwin.

Mhatre, S. L. and R. B. Deber(1992), "From Equal Access to Health Care to Equitable Access to Health: A Review of Canadian Provincial Health Commissions and Reports," *IJHS,* 22(4):645~68.

Mooney, G.(1994), *Key Issues in Health Economics,* Harvester Wheatsheaf, pp.65~86.

Mooney, G.(1992), *Economics, Medicine and Health Care,* 2nd ed., Harvester Wheatsheaf, pp.67~82, 102~20.

Mooney, G., J. Hall, C. Donaldson, and K. Gerard(1991), "Utilization as a measure of equity: Weighing heat?," *Journal of Health Economics,* 10:475~80.

Morris, J. N.(1979), "Social Inequalities Undiminished," *The Lancet,* Jan. 13, 87~90.

Muller C.(1986), "Review of Twenty Years of Research on Medical Care Utilization," *HSR,* 21(2):129~144.

Muurinen, J. M. and J. Le Grand(1985), "The Economic Analysis of Inequalities in Health," *Soc. Sci. Med.,* 20(10):1029~1035.

Navarro, V.(1991), "Race or Class or Race and Class: Growing Mortality Differentials in the United States," *IJHS,* 21(2):229~235.

Newacheck, P. W.(1988), "Access to Ambulatory Care for Poor Personals," *Health Service Research,* 23(3):401~19.

Newacheck, P. W., L. H. Butler, and A.K. Harper, et al.(1980), "Income and Illness," *Medical Care*, 18(12):1165~76.

O'Donnell, O. and C. Propper(1991), "Equity and the distribution of UK National Health Service resources," *Journal of Health Economics*, 10:1~19.

Pappas, G., S. Queen, W. Hadden, and G. Fisher(1993), "The Increasing Disparity in Mortality Between Socioeconomic Groups in the United States, 1960 and 1986," *NEJM*, 329(2):103~109.

Patrick, D. L., J. Stein, and M. Porta, et al.(1988), "Poverty, Health Services, and Health Status in Rural America," *The Milbank Quarterly*, 66(1):105~36.

Pauly, M. V.(1992), "Fairness and Feasibility in National Health Care Systems," *Health Economics*, 1:93~103.

Penchansky, R. and J. W. Thomas(1981), "The concept of Access," *Medical Care*, 19(2):127~141.

Puffer, F.(1986), "Access to Primary Care: A Comparison of the U.S. and U. K.," *Journal of Social Policy*, 15:293~313.

Rein, M.(1969), "Social Class and the Utilization of Medical Care Services: A Study of British Experience under the National Health Services," *Hospitals*, 43:43~54.

Rosenbach, M. L.(1989), "The Impact of Medicaid on Physician Use by Low-Income Children," *AJPH*, 79(9):1220~1226.

Steinwachs, D. M.(1989), "Application of Health Status Assessment Measures in Policy Research," *Medical Care(Suppl.)*, 27(3):S12~26.

Stewart, W. H. and P. E. Enterline(1961), "Effects of the National Health Service on Physician Utilization and Health in England and Wales," *NEJM*, 265(24):1187~94.

Thomas, J. W. and R. Penchansky(1984), "Relating Satisfaction With Access to Utilization of Services," *Medical Care*, 22(6):553~568.

154

Townsend, P.(1991), "Evading the Issue of Widening Inequalities of Health in Britain: A Reply to Rudolf Klein," *IJHS*, 21(1):183~9.

Van Doorslaer, E., A. Wagstaff, and F. Rutten eds.(1993), *Equity in the Finance and Delivery of Health Care*, Oxford University Press.

Van Doorslaer, E. and A. Wagstaff(1992), "Equity in the delivery of health care: Some international comparisons," *Journal of Health Economics*, 11:389~411.

Veatch, R. M.(1981), *A Theory of Medical Ethics*, Basic Books.

Wagstaff, A.(1991), "QALYs and the equity-efficiency trade-off," *Journal of Health Economics*, 10:21~41.

Wagstaff, A. and E. Van Doorslaer(1993), "Equity in the finance and delivery of health care: concepts and definitions," in E. Van Doorslaer, A. Wagstaff, and F. Rutten(eds.), *Equity in the Finance and Delivery of Health Care*, Oxford University Press, pp.7~19.

Wagstaff, A., E. Van Doorslaer, and P. Paci(1991a), "On the Measurement of Horizontal Inequity in the Delivery of Health care," *Journal of Health Economics*, 10:169~205.

Wagstaff, A., E. Van Doorslaer, and P. Paci(1991b), "On the Measurement of Inequalities in Health," *Soc. Sci. Med.*, 33(5):545~57.

Walters, V.(1980), *Class Inequality and Health Care*, pp.115~62.

Whitehead, M.(1992), "The Concepts and Principles of Equity and Health," *International Journal of Health Services*, 22(3):429~445.

Wilensky, G. R. and M. L. Berk(1982), "health Care, the Poor and Role of Medicaid," *Health Affairs*, 1(4):93~101.

Wilkinson, R. G.(1986), *Class and Health*, Tavistock Publications, pp.88~124.

Wolfe, S.(1991), "Ethics and Equity in Canadian Health Care: Policy Alternatives," *IJHS*, 21(4):673~680.

부　록

<부 록>

의료필요와 의료이용에 관한 설문조사

일련번호

《인사말씀》

　안녕하십니까?
　서울대학교 보건대학원과 의료보험연합회에서는 여러분들을 대상으로 『의료필요와 의료이용에 관한 연구』를 실시하게 되었습니다. 이 연구는 우리나라 의료보험제도의 취약점을 극복하여 국민건강을 증진하는 데 기여할 수 있도록 설계되어 있습니다. 여러분들이 문답한 내용은 조사통계법에 따라서 절대 비밀로 취급되오니, 경험하신 대로만 대답해 주시기 바랍니다.
　감사합니다.

〈직장의료보험 대상자〉의 일반적 현황

조합기호: □□□□ 피보험자증 번호: □□□□-□□□□□□
성　　명: ___________________, 주민등록번호: ___________-__________
자격유지기간:______년______개월, 피 보험자수:_________명, □
주　　소: □□□-□□□_________시(군)__________동(읍, 면)________번지
　ㄴ 만약 위 주소지에 거주하지 않으시면 실제로 거주하는 곳은 어디입니까?
____________시(군)____________동(읍, 면)____________번지

※ 아래의 □ 중 해당란에 ✔ 표시를 해 주시기 바랍니다.

1. 귀하의 직업은 무엇입니까?
　　□ 기업주, 고위임직원 및 고위관리자
　　□ 전문직(예: 의사, 변호사, 간호사, 세무사, 약사, 교수, 교사 등)
　　□ 중간관리직, 사무직

□ 생산직 ___________________　　　　□ 기술직
　　　　　　　　　□ 노무직
□ 서비스직___________________　　　□ 기술직
　　　　　　　　　□ 서비스 및 판매직 등

2. 당신의 직장 내 직위는 무엇입니까?(고용의 정도)
　　□ 경영자
　　□ 고위관리자(임원급)
　　□ 중간관리자
　　□ 평사원
　　□ 임시직
　　□ 기타(　　　　　　　　　　　　　　　)
3. 현재의 직장을 포함하여 동일 직업에서 근무한 총기간은 얼마나 됩니까?
　　□ 6개월　　　　□ 6개월-1년　　　□ 1년-2년　　　□ 2년-3년
　　□ 3년-5년　　　□ 6년-10년　　　□ 10년-20년　　□ 20년 이상

4. 평소 귀하의 상태가 어떠하다고 생각하십니까?
　　□ 아주 건강하지 못하다.　　□ 건강하지 못하다.　　　□ 보통이다.
　　□ 건강하다.　　　　　　　□ 아주 건강하다.

〈지역의료보험 대상자〉의 일반적 현황

조합기호: □□□□ 의료보험자증 번호: □□□□-□□□□□□
세대주성명: ___________________, 주민등록번호: ___________________-
자격유지기간: _____년______개월, 피 보험자수: ________명,
주　　　소: □□□-□□□ ________동(읍, 면)_______번지
소　　　득: 과세소득: ___________만 원, 기타 소득 ___________만 원
　　　　　　총보힘료: ___________원(소득 보험료: ___________원)

※ 아래의 □ 중 해당란에 ✔ 표시를 해 주시기 바랍니다.
　　(응답자는 가족 중에서 주 경제 활동자인 세대주 등 주 생계 유지자를 기준으로 작성함)
1. 귀하는 다른 사람을 고용하거나 혹은 자영이십니까? 아니면 남의 사업체에서 일하십니까?
　　□ 1~4명 고용하는 자영자　　　　　□ 5인 이상 고용하는 자영자
　　□ 주로 혼자 일하는 자영자　　　　　□ 남의 사업체에 고용되어 있음
　　　　(가족들의 도움 받는 경우 포함)
　　□ 정식 고용되지 않고 남의 요청을 받아 일함　　　□ 기타

2. 귀하의 직업은 무엇입니까?(아래 보기 중 해당직업의 번호에 표시해 주십시오)

전문직: 01. 의사, 치과의사, 수의사 02. 변호사, 법조인 03. 연구가 04. 작가, 예술가 05. 엔지니어 06. 기타 전문직 종사자(종교인 포함)

판매, 서비스직: 07. 도/소매업 경영주 08. 부동산/보험중개인 09. 요식/숙박업 경영주 10. 행상, 노점, 파출부 11. 기타 판매 서비스직

생산직: 12. 숙련직, 기능공 13. 반숙련직 14. 미숙련공, 견습공 15. 건설현장인부, 청소원 막노동자 16. 기타 생산직 종사자

농어민: 17. 부농(30마지기 이상) 18. 중농(15-30마지기) 19. 소농(7-15마지기) 20. 빈농(7마지기 이하) 21. 농업 노동자 및 품일꾼 22. 어민

---

3. 귀하의 사업체는 다음 항목 중 어디에 해당합니까? (자영자인 경우)
    □ 하청입   □ 독립업체
    □ 연대점(혹은 분점)   □ 기타

4. 귀하 사업체의 자본규모는 어느 정도인가요? ___________ 만 원

5. 귀하는 하루 평균 몇 시간 정도 일하십니까? 하루 평균_______시간

6. 평소 귀하의 건강상태가 어떠하다고 생각하십니까?
    □ 아주 건강하지 못하다   □ 건강하지 못하다   □ 보통이다
    □ 건강하다   □ 아주 건강하다

〈이하 공통사항〉

7. 귀하께서는 **지난 한 달 동안(9월 한 달) 아프거나 또는 사고 등으로 인하여 불편했던 적**이 있습니까?
    □ 없다(⇨ 설문 8번으로 가십시오)
    □ 있다(만약 있다면 ㄱ)
       (7.1) 어디가 어떻게 불편하셨습니다. 주요 증세나 병명을 써 주십시오.

(7.2) 그러면 심하게 아파서 일을 하지 못하고 누워있었던 날들이 며칠이나 됩니까?

_______________일

그리고 지금도 계속 아프십니까? □ 예　　　□ 아니오

(7.3) 그 정도로 아프지는 않았어도 몸이 불편하여 결근이나 조퇴나 지각을 한 적이 있습니까?

□ 해당사항 없다

□ 결근: ___________번

□ 조퇴: ___________번

□ 지각: ___________번

(7.4) 그래서 어떻게 치료를 받았습니까?(해당사항을 전부 기록해 주십시오)

□ 약국에 갔다: ___________________회

□ 의원에 갔다: ___________________회

□ 한의원에 갔다: _________________회

□ 보건소나 지소에 갔다: ___________회

□ 큰 병원에 갔다: ________________회

□ 기타: (구체적으로)

□ 치료를 받지 않았다(그렇다면 그 이유는 무엇입니까? ㄱ)

　　　　□ 어디 가야하는지 잘 몰라서　　□ 돈이 없어서

　　　　□ 시간이 없어서　　　　　　　□ 나을 것 같지 않아서

　　　　□ 치료를 받을 예정　　　　　□ 의료기관이 멀어서

　　　　□ 치료 받기 싫어서　　　　　□ 기타:___________

8. 귀하께서는 <u>지난 1년간 3개월 이상 오래되거나 자주 재발하는 만성병을 앓은 적</u>이 있습니까?

□ 없다

□ 있다(만약 있다면 ㄱ)

(8.1) 무슨 병입니까? _________________________________

9. 귀하께서는 **지난 1년 동안에 입원하신 적**이 있습니까?

    ☐ 없다

    ☐ 있다(만약 있다면 ㄱ)

        (9.1) 왜 입원했습니까?

            ☐ 질병 ☐ 부상 ☐ 검사 ☐ 분만 ☐ 산재나 자동차사고

        (9.2) 어떤 증세나 병명으로 입원했습니까?

        ____

        (9.3) 어디에 며칠간 입원했습니까?(해당사항을 전부 기록해 주십시오)

            ☐ 종합병원에서______일   ☐ 병원에서______일

            ☐ 의원에서______일   ☐ 모자보건센터에서______일

            ☐ 조산소에서______일   ☐ 치과병원에서______일

            ☐ 한방병원에서______일

            ☐ 기타 (구체적으로):______________________일

        (9.4) 입원하신 동안 수술을 받아 보셨습니까?

            ☐ 예   ☐ 아니오

10. **동거 중에 있는 가족(본인 제외)** 중에서는 지난 1년 동안에 입원하신 적이 있는 분이 계십니까?

    ☐ 없다

    ☐ 있다(만약 있다면 ㄱ)

        (10.1) 몇 명이나 입원하셨습니까? ________________명

        (10.2) 각각 어느 기관에 며칠이나 왜 입원하셨습니까?

            1. 가족 1: (기관)________(며칠)________일(아픈 곳)

            1. 가족 2: (기관)________(며칠)________일(아픈 곳)

        (10.3) 귀하의 가족은 <u>귀하를 포함</u>해서 전부 몇 명입니까?______명

11. 귀하는 학교를 어디까지 다니셨습니까? 해당하는 최종 교육연수에 ○표를
해주십시오.

(예: 고등학교 졸업 시: [1 2 ③ / 고등학교] 고등학교 1년 중퇴 시: [① 2 3 / 고등학교])

0	1 2 3 4 5 6	1 2 3	1 2 3	1 2 3 4	1 2 3 4 5 6
무학	국민학교	중학교	고등학교	전문대, 대학교	대학원 이상

12. 일반적으로 소득이라 함은 흔히 말하는 월급 개념의 <u>근로소득 이외에 다음
과 같은 항목을 다포함하여 계산합니다.</u>
① 근로소득(임금 및 월급, 상여금, 각종수당 등)
② 사업소득(자영자, 고용주의 소득)
③ 재산소득(임대료, 이자, 배당금 등)
④ 이전소득(연금, 현금보조, 현물보조 등)으로 구분하는데 이들 각 항목
을 합하여 다음 질문에 답해 주십시오.

(12.1) 현재 귀하의 월평균 총소득은 세금을 공제하기 전에 얼마입니까?

☐ 30만 원 미만 　　　　　　☐ 30만 원 이상－60만 원 미만
☐ 60만 원 이상－90만 원 미만 　☐ 90만 원 이상－120만 원 미만
☐ 120만 원 이상－150만 원 미만 ☐ 150만 원 이상－180만 원 미만
☐ 180만 원 이상－210만 원 미만 ☐ 210만 원 이상－240만 원 미만
☐ 240만 원 이상－270만 원 미만 ☐ 270만 원 이상－300만 원 미만
☐ 300만 원 이상－500만 원 미만 ☐ 500만 원 이상－1,000만 원 미만
☐ 1,000만 원 이상

(12.2) 귀하를 포함한 귀댁의 전 가구원의 월평균 총소득액은 대략 얼마입
니까?

☐ 30만 원 미만 　　　　　　☐ 30만 원 이상－60만 원 미만
☐ 60만 원 이상－90만 원 미만 　☐ 90만 원 이상－120만 원 미만
☐ 120만 원 이상－150만 원 미만 ☐ 150만 원 이상－180만 원 미만

   ☐ 180만 원 이상 - 210만 원 미만   ☐ 210만 원 이상 - 240만 원 미만
   ☐ 240만 원 이상 - 270만 원 미만   ☐ 270만 원 이상 - 300만 원 미만
   ☐ 300만 원 이상 - 500만 원 미만   ☐ 500만 원 이상 - 1,000만 원 미만
   ☐ 1,000만 원 이상

13. 응급한 경우, 집에서 이용 가능한 가장 가까운 병의원까지 가는 데 시간이
    얼마나 소요됩니까?
    걸어서 _____________시간____________분
    차　로 _____________시간____________분

· 저자 ·

장동민
(張東玟)

· 약 력 ·

서울대학교 수의과대학 졸업(수의학사)
서울대학교 보건대학원 졸업(보건학 석사)
서울대학교 대학원 보건학과 졸업(보건학 박사)

미국 University of Alabama at Birmingham에서 연구(Adjunct Professor)
현 인제대학교 보건행정학부 부교수

· 주요논저 ·

「전 국민 의료보험하의 보건의료의 형평성」
「의료급여제도의 평가 및 발전방안」
「미국 장기요양보호정책의 운영 경험 및 개혁 논의의 시사점」
『의료복지서비스와 의료정책』
『사회변화와 보건복지』
외 다수

의료서비스 분배의 형평성

· 초판 인쇄	2006년 7월 30일
· 초판 발행	2006년 7월 30일
· 지 은 이	장동민
· 펴 낸 이	채종준
· 펴 낸 곳	한국학술정보㈜
	경기도 파주시 교하읍 문발리 526-2
	파주출판문화정보산업단지
	전화 031) 908-3181(대표) · 팩스 031) 908-3189
	홈페이지 http://www.kstudy.com
	e-mail(출판사업부) publish@kstudy.com
· 등 록	제일산-115호(2000. 6. 19)
· 가 격	20,000원

ISBN　89-534-5454-9 93510 (Paper Book)
　　　　89-534-5455-7 98510 (e-Book)